勤労者のソーシャルサポートと精神的健康に関する研究

片受 靖 著

風間書房

本書は,「立正大学石橋湛山記念基金」より出版助成を受け,刊行された。

目　　次

序章　本研究の背景 …………………………………………………………… 1

第1章　問題の所在 …………………………………………………………… 7
　第1節　勤労者のメンタルヘルス対策及びメンタルヘルスについての
　　　　　概観 ………………………………………………………………… 7
　　1　産業精神衛生の立場から ……………………………………………… 7
　　2　勤労者のメンタルヘルスの実態 ……………………………………… 10
　　3　ストレス緩衝要因としてのソーシャルサポート …………………… 13
　第2節　ソーシャルサポートに関する従来の心理学的研究 …………… 16
　　1　ソーシャルサポート研究の推移とソーシャルサポートの定義 …… 16
　　2　ソーシャルサポートの概念及びソーシャルサポートとストレス，精神的
　　　　健康との関係 ………………………………………………………… 19
　　3　ソーシャルサポートの次元間の関係及び差異を扱った研究 ……… 29
　　4　ソーシャルサポートのタイプ ………………………………………… 30
　　5　ソーシャルサポートのストレス緩衝効果と直接効果 ……………… 32
　　6　勤労者のソーシャルサポートに関する研究 ………………………… 34
　　7　学生等のソーシャルサポート研究 …………………………………… 36
　　8　我が国のソーシャルサポートの尺度 ………………………………… 37
　第3節　ソーシャルサポートと諸要因の関係 …………………………… 39
　　1　ソーシャルサポートと性格要因の関係 ……………………………… 39
　　2　ソーシャルサポートの認知についての研究 ………………………… 40
　第4節　第1章のまとめ …………………………………………………… 42

第2章　本研究の目的……………………………………………45

第3章　勤労者用ソーシャルサポート尺度の作成とその構造の
　　　　分析……………………………………………………………51
　第1節　ソーシャルサポート尺度作成のための実態調査【研究1】………51
　　1　目的……………………………………………………………51
　　2　方法……………………………………………………………51
　　3　結果及び考察…………………………………………………52
　第2節　ソーシャルサポート尺度の作成【研究2】………………………54
　　1　目的……………………………………………………………54
　　2　方法……………………………………………………………54
　　3　結果及び考察…………………………………………………57
　第3節　ソーシャルサポート尺度の各要因に関する検討【研究3】………65
　　〈ソーシャルサポートの各次元の比較検討〉……………………65
　　1　目的……………………………………………………………65
　　2　方法……………………………………………………………65
　　3　結果及び考察…………………………………………………66
　第4節　サポートへの満足感を規定する要因【研究4】…………………82
　　1　目的……………………………………………………………82
　　2　方法……………………………………………………………82
　　3　結果及び考察…………………………………………………84
　第5節　第3章のまとめ……………………………………………87

第4章　ソーシャルサポートと精神的健康との関連………………91
　第1節　ソーシャルサポートと精神的健康についての検討【研究5】……92
　　1　目的……………………………………………………………92
　　2　方法……………………………………………………………92

3　結果及び考察……………………………………………………93
　第2節　第4章のまとめ ……………………………………………102

第5章　与えるサポートと精神的健康との関連……………………105
　第1節　与えるサポートと精神的健康との関連【研究6】………105
　　　1　目的………………………………………………………………105
　　　2　方法………………………………………………………………106
　　　3　結果及び考察……………………………………………………109
　第2節　第5章のまとめ ……………………………………………115

第6章　ソーシャルサポートと性格要因との関連…………………117
　第1節　ソーシャルサポートと性格要因，精神的健康との関連
　　　　　【研究7】………………………………………………………118
　　　1　目的………………………………………………………………118
　　　2　方法………………………………………………………………118
　　　3　結果及び考察……………………………………………………120
　第2節　共分散構造分析を用いたソーシャルサポートと性格要因，
　　　　　精神的健康との因果関係の検討【研究8】……………………125
　　　1　目的………………………………………………………………125
　　　2　方法………………………………………………………………125
　　　3　結果及び考察……………………………………………………125
　第3節　第6章のまとめ ……………………………………………133

第7章　ソーシャルサポートとサポート場面の認知との関連……135
　第1節　ソーシャルサポートとサポート場面の認知に関する研究1
　　　　　【研究9】………………………………………………………135
　　　1　目的………………………………………………………………135

2　調査要領 …………………………………………………136
　　　3　調査材料の作成 …………………………………………136
　　〈予備調査〉………………………………………………………138
　　　1　目的 ………………………………………………………138
　　　2　方法 ………………………………………………………138
　　　3　結果及び考察 ……………………………………………139
　　〈本調査〉…………………………………………………………140
　　　1　目的 ………………………………………………………140
　　　2　方法 ………………………………………………………140
　　　3　結果及び考察 ……………………………………………143
　第2節　ソーシャルサポートとサポート場面の認知に関する研究2
　　　　【研究10】……………………………………………………150
　　　1　目的 ………………………………………………………150
　　　2　方法 ………………………………………………………150
　　　3　結果及び考察 ……………………………………………154
　第3節　第7章のまとめ ……………………………………………155

第8章　本論文の主要な結果と今後の課題 …………………………159

引用文献……………………………………………………………………167
本書を構成する研究の発表状況 ………………………………………177
謝辞…………………………………………………………………………179
付録…………………………………………………………………………181

序章　本研究の背景

　人間が快適な生活を送るためには，人間関係が良好かどうかが重要な要素である．職場で，上司，部下あるいは同僚との人間関係が良好でなければ，高い仕事の成果はあげられないであろうし，職場に行くということだけで，相当なストレスを感じる状態になるであろう．家庭内の人間関係が悪ければ，家庭不和の状態になり，勤労者であれば家に帰ってもおもしろくない，家に帰りたくないという状態を呈しやすくなる．学校を例にとっても，友人関係，先生との関係が良好であれば，学校は楽しい場になりやすいが，関係が悪いと不登校等の不適応の原因になったりする．

　心理学において，個人の心身の健康に対してプラスに働く対人関係は"ソーシャルサポート（social support）"と称されており，他人から与えられる好ましい援助を総称して使用されることが多い．このソーシャルサポートは日常の人間関係を考える上で，非常に重要な役割を持っていると考えられよう．例えば，自分の身の回りにいる人から適切な援助を受けることができれば，困ったことがあっても，自分一人で考えるより対処が容易になるだろうし，辛いことや悲しいことがあったときに，励ましたり慰めたりしてくれる人がいることで，気持ちが落ち込むことを防ぐことができたり，ストレスをそれほど感じなくて済むことができると思われる．また，ソーシャルサポートは，その有無や程度によって，個人の心理的な問題以外にも，身体的な病気やある集団に対する死亡率といった問題に対してまでも，有効に機能したり，抑制，低減する効果があることが多くの研究から明らかにされている．

　個人や集団を対象にしたソーシャルサポートに関する研究は，今まで，小，中学生や大学生，または難病を抱えた家族等を中心に多くの研究がなされていて，ソーシャルサポート量が多いほど，サポートが精神的健康に有効に寄

与したり，ストレスが低減するという結果が数多く報告されている．
　それらと比較すると，勤労者を対象にしたソーシャルサポートの研究は，多いとは言い難い．しかし，職場の人間関係や職場でのソーシャルサポートは，以前から勤労者の間では多く話題になることである．"今度，どのような上司が来るか"等は人事異動の季節には噂になり，いわゆる性格の良い上司が自分の上の立場で着任すると，安心したりするということはよく聞く話である．また，風邪をひいて休んだときに優しい言葉をかけて体を気遣ってくれる上司もいれば，病気の休み明けで出勤してきた者に"風邪をひくのは気持ちがたるんでいるからだ"と説教をする上司もいる．前者の上司の下で仕事をする場合と，後者の上司の下で仕事をする場合とでは，日頃のストレスを感じる度合いや疲労感，職場の雰囲気に差が生じるであろう．このように，職場における勤労者のソーシャルサポートというのは，以前から勤労者のストレスや心身の健康に影響を与えてきたと思われる．
　だが，ここ数年ストレス社会と言われ，厚生労働省の調査でも，仕事や職業生活で強いストレスを感じる者が年々増え続け，官民を問わず，多くの事業場で，主にうつ病を中心とするメンタルヘルス不調者を生み出したことが明らかになっている．労働省（現：厚生労働省）は，2000年12月に"事業場における労働者の心の健康作りのための指針"を定めるに至った．その中では，心の健康を保つために，"管理監督者は，個々の労働者に過度な長時間労働，過重な疲労，心理的負荷，責任等が生じないように配慮する""管理監督者は，日常的に，労働者からの自主的な相談に対応するように努める"等ソーシャルサポートに該当する事柄が多くあげられている．また，2015年度から，改正労働安全衛生法（2014年公布）により、従業員数50人以上の事業場において全労働者を対象に行う心理的な負担の程度を把握するための検査（ストレスチェック）と検査結果に基づく医師による面接指導の実施などを事業者に義務づけた制度が導入された．しかし，勤労者のソーシャルサポートについて詳しく分析した研究は，あまり見あたらない．勤労者の心の健康を重要

視し，そのために必要とされる勤労者特有のソーシャルサポートについて知見を深めることは現代社会において急務である．

著者は心理学の専門職として前勤務先（警視庁健康管理本部）に採用され，職域のカウンセラーとして仕事をしていたが，上司のいわゆる面倒見の良さや配慮によって，部下が受けるストレスが変化すること，あるいは，同僚との人間関係がメンタルヘルス不調につながること等，ソーシャルサポートが，勤労者の心の健康に大きく関与することを様々な相談を通して実体験してきた．こうした体験を通して，本研究で，勤労者のソーシャルサポートに関して詳しく分析し，勤労者特有のサポートの知見，及びそのサポートが精神的健康にどのように寄与するかを見出したいと考えた．そのためにまず，勤労者用ソーシャルサポート尺度を作成し，その後，得られたサポートの各次元（欲求，実際に受け取ったサポート，サポートの満足感）の関連や精神的健康に与える影響，あるいは，与えるサポート，すなわちサポートを人に与えるという視点からの分析を行った．さらにサポートの関連要因として，個人の性格特性とサポートを受けたときの認知を取り上げた．

本研究では勤労者に関するソーシャルサポートの先行研究を調査し，①現在まで十分に検証がなされていないこと，②勤労者のメンタルヘルスを考える上で勤労者のソーシャルサポートと精神的健康に及ぼす影響や関連を明らかにしておいた方が望ましいこと，の2点を中心に各種の検討を行った．また，ソーシャルサポートは勤労者が働く現場で生かされて初めてメンタルヘルスに有効に寄与することから，研究内容を考えるにあたって以下の視点を考慮に入れ，テーマを決め，各研究を行った．まず，現場の専門職としてソーシャルサポートについて明らかにしておいた方が良いことは何かという視点，次に著者自身も組織の中で働いていた勤労者であったことから，自分自身のサポートの授受に関する実体験からの視点，さらに，専門職として勤務していたとはいえ，職場の一勤労者という立場も有していたことから，専門家の立場ではなく，普段の勤務をする中で，他の所属に勤務する職場内の友

人や同僚間で話題になるソーシャルサポートに関する視点である．本研究は，大きく分けて，"組織，与える側からのソーシャルサポートについて"と"サポートを受け取る個人側のソーシャルサポートの各種要因について"の2つのソーシャルサポートに関する事項の検証から成り立っている．論文構成図が，第3章以降，2つの流れに分かれているのは，上記の大きな枠組みを表している．

また，勤労者のソーシャルサポートの研究を行うにあたって，調査協力者を得るのが，大変困難であった．各種の知り合い等を通じて，調査協力を依頼しても，会社側の上層部の了解を得ることが必要であり，また，調査協力を得るために会社に問い合わせをした経験からは，会社は社員の個人的なデータを外部に発表されることを好まず，特に精神的健康やソーシャルサポート等，勤務しやすい職場かどうかを測定されることは望まないという姿勢が多くの会社側の担当者と話をする中で見られた．勤労者に関するソーシャルサポートの研究が少ないことは，データの取りにくさも影響していると考えられた．例えば，第1章で引用している社会経済生産性本部が，2006年4月に上場企業2,150社を対象に実施した調査も回収率は，10.1％という低い数値にとどまっている．勤労者を調査対象とした場合，データの収集に関する困難という問題がついて回ったことから，本論文では，データの収集の方法や経緯，データ収集にあたってのデータ収集先との約束事項等についても，研究方法とは別に詳しく記すこととした．このデータ収集先との約束事項等は，得られた結果に反映してくるとも考えられる．

また，福岡・内山・中村・安田・加藤（1998）は，企業秘書におけるストレスとソーシャルサポートについての研究の中で，"産業場面のソーシャルサポート研究の歴史は，決して古いものではない．わが国においても，いくつかの論考や実証的な研究がおこなわれてきているが，それらはまだ蓄積の途上といった状態にある．現状の課題としては，まず調査対象の職種を拡大し，そこでの職務上の特徴やストレッサーの種類とも関連づけながら，丁寧

に検討していくことが必要である"と述べている．本研究においても，研究の蓄積という考え方を取り入れ，各種の研究について，丁寧に検討し，勤労者のソーシャルサポートと精神的健康に関する論考を深め，これによって，勤労者の立場を配慮したソーシャルサポート体制の構築とひいては，勤労者のメンタルヘルスに寄与することを目的とするものである．

第1章　問題の所在

第1節　勤労者のメンタルヘルス対策及びメンタルヘルスについての概観

1　産業精神衛生の立場から

　産業精神衛生の立場から近年の勤労者のメンタルヘルスへの対応を概観する．

　近年，産業構造の変化，技術革新の進展に伴い，労働者の態様は急速に変化している．長引く不況，完全失業率の増加等，労働者にとって厳しい状況が続いており，メンタルヘルス対策はより重要なものとなっている（上田，2002）．そのような状況から，厚生省（現：厚生労働省）は"事業場における労働者の心の健康作りのための指針"を2000年12月に定めた．しかし，労働者の受けるストレスは拡大する傾向にあり，厚生労働省の"平成14年（2000年）労働者健康状況調査（厚生労働省）"によると"仕事や職業生活に関する強い不安，悩み，ストレスを感じている労働者"は，61.5%であり，平成4年（1990年）の同調査の57.3%に比べてその割合が上昇したという状況であった．そのため，労働者の心の健康づくりのさらなる適切，有効な実施を図るため，厚生労働省は，1992年に公示された"事業者が講ずべき快適な職場環境の形成のための措置に関する指針"（快適職場指針）を踏まえつつ"事業場における労働者の心の健康作りのための指針"の見直しを行った．

　"事業者が講ずべき快適な職場環境の形成のための措置に関する指針"（快適職場指針）とは，1992年の労働安全衛生法改正により，いわゆる"快適な職場環境の形成のための措置"が加わったことから，1992年7月に公示され

た指針である．その事項と目標は以下のとおりである．

（1）作業環境の管理：不快と感じることがないよう，空気の汚れ，臭気，湿度，温度，照度等が作業に従事する労働者に適した状態に維持管理すること．

（2）作業方法の改善：心身の負担を軽減するため，不自然な姿勢での作業や相当の筋力を必要とする作業等について，作業方法を改善すること．

（3）疲労回復支援施設：労働によって生じる心身の疲労については，できるだけ速やかにその回復を図る必要があるので，休憩室等の設置・整備を図ること．この事項の講ずる措置と内容には，"休憩室：疲労やストレスを効果的に癒すことができるように，仰臥できる休憩室，リフレッシュルーム等を確保すること，相談室等：職場の疲労やストレス等に関し，相談に応じることができるよう相談室等を確保すること．"が定められている．

（4）職場生活支援設備：洗面所，トイレ等職場生活で必要となる施設等を清潔で使いやすい状態に維持管理すること．この事項の講ずる措置と内容には，"給湯施設等：労働者の利便に供するよう給湯施設や談話室等を確保することが望ましいこと．"が定められている．

そして，2006年3月に"労働者の心の健康の保持増進のための指針"が新たに定められ，事業者は，上指針に基づき各事業場の実態に即した形で，メンタルヘルスケアの実施に積極的に取り組むこととされた．"労働者の心の健康の保持増進のための指針"は，大きく6項目から構成されている．以下にその指針内容の要約を示す．

（1）メンタルヘルスケアの基本的な考え方：職場には労働者の力だけでは取り除くことのできないストレス要因が存在しているため，労働者の取り組みに加えて，事業者が積極的にメンタルヘルスケアを実施することが重要である．

（2）衛生委員会における調査審議：衛生委員会において十分な調査審議をすることが必要であり，労働者の意見が十分に反映されるように努めるこ

と.

（3）心の健康作り計画：メンタルヘルスケアは，中長期的指針に立って，継続的かつ計画的に行われるようにすることが重要であり，その推進に当たっては，事業者が労働者の意見を聴きつつ事業場の実態に即した取り組みを行うことが必要であり，事業者は，前期の衛生委員会等における調査審議を十分に行い，心の健康作りを策定することが必要である.

（4） 4つのメンタルヘルスケアの推進：メンタルヘルスケアは，"セルフケア"，"ラインによるケア"，"事業場内産業保健スタッフ等によるケア"，"事業場外資源によるケア"の4つのケアが継続的かつ計画的に行われることが重要であるとしている. 4つのケアの内容を以下に示す.

 セルフケア：労働者自身がストレスや心の健康について理解し，自らのストレスの予防，軽減に対処すること.

 ラインによるケア：労働者と日常的に接する管理監督者が，心の健康に関して職場環境の改善や労働者に対する相談対応を行う.

 事業場内の産業保健スタッフ等によるケア：事業場内の産業医等産業保健スタッフ等が，事業場の心の健康作り対策の提言を行うとともに，その推進を担い，また労働者および管理監督者を支援する.

 事業場外資源によるケア：事業場外の機関および専門家を活用し，その支援を受ける.

"4つのケア"の中で，本研究と最も関連が深いのは，"セルフケア"と"ラインによるケア"の2つであろう. 同指針の中でも，"セルフケア"に関しては，"ストレスの予防・軽減およびストレス対処への方法，自発的な相談の有用性"がメンタルヘルスケアを推進するための教育研修・情報提供に含まれている. ストレス予防，軽減，対処の方法については，ソーシャルサポートが含まれてくると考えられる. 逸見（1995）は，職場のストレスの概念を"①ストレッサー，②ストレス，③ストレス反応，④ソーシャルサポート"の4種類に区分した. そして，ソーシャルサポートについては，"良け

ればストレスを軽減し，悪ければストレスを増幅する"と述べている．また，ストレス対処法のポイントとして"自分にかかっている負荷の状況を周囲に伝える（一人で負荷を背負い込まないように配慮する）"ことをあげている．

　また，"ラインによるケア"については，同指針で"労働者からの相談対応（話の聴き方），情報提供および助言の方法等"がメンタルヘルスケアを推進するための教育研修・情報提供に含まれている．情報提供や助言は，まさにソーシャルサポートに含まれる対応である．ラインによるケアに関して，逸見（1995）は，"管理職は，会議・出張などで多忙であり，実際に仕事を通して多くの部下の状況をつぶさに観察できる立場にあるのは主任クラスの人であるとし，主任クラスの人は，職場内コミュニケーションの鍵となる人物（キーパーソン）"と述べており，島・佐藤（2004）も"事業場におけるキーパーソンは，従来よりライン・マネージャーであるとされてきた．上司が部下の問題に気づくことと，上司の部下への配慮・支援は非常に大切である"としている．部下の状況を把握できる立場である主任クラスの上司は，職場のメンタルヘルスのキーパーソンであると言える．

　（5）メンタルヘルスケアの具体的進め方：①メンタルヘルスケアを推進するための教育研修・情報提供の具体的な項目の提示，②職場環境等の把握と改善，③メンタルヘルス不調への気づきと対応，④職場復帰における支援，について示している．

　（6）メンタルヘルスに関する個人情報の保護への配慮：同指針は，産業衛生の立場からメンタルヘルスを考える上で，基本的なガイドラインであると言える．

2　勤労者のメンタルヘルスの実態

　最新の勤労者のメンタルヘルスに関するデータは，社会経済生産性本部が，2006年8月に発表した上場企業2,150社を対象に実施した調査であろう（調査実施時期：2006年4月，有効回答数：218社，回収率：10.1％）．その内容として，

"約6割（60.1%）の企業で職場のコミュニケーションの機会が減り，約5割近く（49.0%）の企業で，職場の助け合いが少なくなっている"という結果が示され，さらに"職場でのコミュニケーションが減少した企業においては，心の病の増加した割合が71.8%にのぼっている．減少していない企業の心の病の増加割合は46.0%なので，その差は25.8%である．また，職場での助け合いが減少したという企業においても，心の病の増加した割合が72.0%で，減少していない企業との差は20.6%になっている"ということが報告された．同本部は，この結果を"職場のコミュニケーション及びソーシャルサポートが減少し，減少した企業に心の病の増加が見られるということである"と分析している．この発表内容は2006年8月21日の朝日新聞朝刊1面でも大きく報道された．

その他の調査結果として，日本社会経済生産性本部メンタル・ヘルス研究所が，2002年3月に全上場企業2,669社の人事・労務担当者を対象に実施した"メンタルヘルスの取り組み"に関するアンケート調査の結果（回収率10.6%）について検討すると，約半数（48.9%）の企業で最近3年間に心の病気が"増加傾向にある"と答えている．これを企業規模別にみると，1,000人未満の企業では34.6%，1,000人～2,999人の企業では55.1%，3,000人以上の企業では61.5%に上っており，大企業に働く者で心の病気にかかる者が特に増加傾向にあるということは注目すべきことである．

同調査によると，心の病気のうち最も多い疾患は，"うつ病"（72.8%）であり，"心身症"（9.2%），"神経症（ノイローゼ）"（8.5%）という順番になっている．3,000人以上の企業では"うつ病"が84.6%と圧倒的に多くなっている．心の病気の原因についての回答をみると，"本人の問題"（28.0%），"仕事の問題"（27.2%），"職場の人間関係の問題"（23.4%）に原因が多くあると考えられている．また，厚生労働省の"保健福祉動向調査"では，"最も気になるストレスの内容"について，"仕事上のこと"（17.0%）が最も多く，続いて"自分の健康・病気・介護"（14.9%），"収入・家計"（9.0%）と

なっている．いずれにしても，職場環境上の問題が大きなウエイトを占めていると考えられる．

また，三澤・加藤（2006）は，"精神科医療の前線から，かつ精神科医の視点から，勤労者の精神科外来通院の実態を報告した者は少ない"とし，国立国際医療センター精神科外来に2003年4月1日～2004年3月31日までの1年間に受診した新来患者のうち，臨時職員を除く就業者224名（男性140名，女性84名）を対象とし，調査を行った．その結果，性別では全体的に男性が多く，年代別では男性は30～40代，女性は20～30代の受診者が多かった．

診断名（ICD-10に準拠）では，多い順に①F4：神経症性障害，ストレス関連障害および身体表現性障害，108名（48％），②F3：気分障害，46名（21％），③F5：生理的障害および身体の要因に関連した行動症候群，19名（8％，ただし，F5のうち実際には全員がF51睡眠障害であった）という結果であった．また，診断として最多であったF4：108名の下位診断を行ったところ，多い順に①F43.2：適応障害，49名（45％），②F45.3：身体表現性自律神経機能不全，36名（33％），③F41.0：パニック障害：13名（12％）であった．

ストレス因についての調査では，多い順に，①職場環境：96名（42.9％），②思い当たるストレス因なし：71名（31.7％），③家庭の問題：35名（15.6％）という結果を得ている．

診断名については，F4：神経症性障害，ストレス関連障害および身体表現性障害が最多で，その下位分類ではF43.2：適応障害が多かった．この結果について，"近年，労災の申請病名としてはうつ病が多いようだが，今回の我々の調査では，より軽症と思われる神経症圏が多かったことになる""F43.2：適応障害は，受診者全体の割合としては多かったが退職者は少なかったため，彼らがうつ病などへ増悪していく前の段階で早期に治療介入する重要性を再認識した"と報告している．

三澤・加藤（2006）の調査結果から，職場環境がストレスの要因で，適応

障害を発症したという者が多いと思われる．やはり，勤労者がメンタルヘルス不調を起こす場合，職場環境の影響が大きいということが考えられよう．

上記の調査結果から，勤労者について，心の病気にかかる者が増加傾向であること，原因は職場環境が関連することが多いこと，心の病気のうちかかりやすい疾患はうつ病や適応障害であることが，全般的な傾向であると言える．

3　ストレス緩衝要因としてのソーシャルサポート

一方，大きなストレスを受けても健康を害さずに済む人も多く，近年はストレスの影響を緩和する要因に目が向けられるようになった．個人のストレス対処行動と共に，その人を取り巻く重要な他者から得られる支援，すなわちソーシャルサポート（social support）がストレスを緩和することが注目され，検討されている（Caplan, 1974; Cassel, 1974: 1976; Cobb, 1976）．また，ソーシャルサポートを多く受け入れている人は，抑うつ感に陥ることが少ないという多くの知見が得られている（Schaefer, Coyne, & Lazarus, 1981; Bell, LeRoy & Stephenson, 1982; Bellings, Gronkite, & Moos, 1983; Bellings & Moos, 1983）．米国労働安全衛生研究所（NIOSH）のストレス評価モデル（Karasek, Baker, & Theorell, 1981; Johnson & Hall）においてもストレス緩衝要因としてソーシャルサポートがあげられている．

また，平成7～11年度労働省（現：厚生労働省）委託研究"作業関連疾患の予防に関する研究"の健康影響評価グループによって，"仕事のストレス判定図"が開発された．この判定図は，"事業場全体，部や課，作業グループなどの集団を対象として仕事の心理的なストレス要因を評価し，それが従業員のストレスや健康リスクにどの程度影響を与えているかを判定できる方法である"（小田切・下光，2006）とされている．"仕事のストレス判定図"は，4つのストレス要因に注目している．このうち2つは"仕事の量的負担"と"仕事のコントロール（裁量権または自由度）"であり，残り2つは"上司の支

援"と"同僚の支援"である．同判定図の"上司の支援"と"同僚の支援"についての解説によると"上司が職場をうまく管理している場合や，必要に応じて部下の相談にのってくれる場合，つまり上司の支援が高い場合に仕事のストレスは少なくなる．また，一緒に仕事をしている職場の同僚が困った時に助言をしてくれたり，相談にのってくれたりする場合，同僚の支援が高い場合に仕事のストレスは少なくなる"ということである．このことは，職場においてソーシャルサポートのストレス緩衝効果が特に大きいことを示している（Figure 1-1）．

　勤労者のストレス軽減やストレス解消には"昔からお酒やおしゃべりが，気分転換として，よく用いられてきた"（夏目，2006）．また，小牧・田中（1993）は，ソーシャルサポートの職場内での働きについて，"従業員が職場のなかで直面している困難や苦悩をやわらげる働き・職場の人間関係に関するストレッサーを生み出すことを防ぐ働き"が考えられるとし，"いつも援助をしてくれる上司や先輩，同僚に恵まれることは，職場における人間関係のトラブルを小さくし，そういったサポートを受けているという認識が，ストレスにも影響を与えることが考えられる"と述べている．職場の人間関係がどの程度良好であるか，また，上司や同僚からどのような援助を受けられるかによってストレスや疲労の度合いが異なるということが推測される．

　しかし，"産業場面のソーシャルサポート研究の歴史は，決して古いものではない．わが国においても，いくつかの論考や実証的な研究がおこなわれてきているが，それらはまだ蓄積の途上といった状態にある．現状の課題としては，まず調査対象の職種を拡大し，そこでの職務上の特徴やストレッサーの種類とも関連づけながら，丁寧に検討していくことが必要である"（福島他，1988）ことも指摘されている．勤労者のソーシャルサポートについては，まだ研究を蓄積していくことが課題であろう．我が国においてはソーシャルサポートは主に学生を対象に研究が行われてきており，前述したように，勤労者を対象としたソーシャルサポートの実態，ストレス緩衝効果はまだ十

第1章　問題の所在　　15

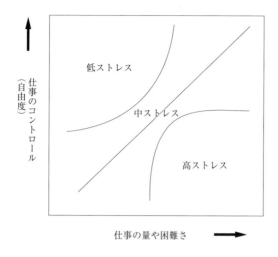

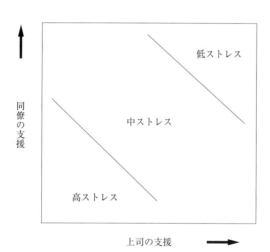

Figure 1-1　**仕事のストレス判定図**（出典：仕事のストレス判定図マニュアル）

分に検証されていない．勤労者が日常生活の中でどのようなソーシャルサポートを受け，サポートの種類，量によって精神的健康状態がどのような影響を受けるのかが分かれば，職場においての良好な人間関係作りや，精神的不健康の防止にも役立つことが考えられる．

第2節　ソーシャルサポートに関する従来の心理学的研究

　ソーシャルサポートは，現在人々の高い関心を集めている言葉である．特に，多くの研究者は，ソーシャルサポートとストレスやストレス反応との関係に関心を持ち，研究を積み重ねてきている．しかし，ソーシャルサポートの概念や内容は多様であり，定義についても統一されているとは言えない．このような現状より，本章では，ソーシャルサポート研究の歴史的経緯や定義について概観し，ソーシャルサポートに関する先行研究およびソーシャルサポートと諸要因について論じた研究について検討する．

1　ソーシャルサポート研究の推移とソーシャルサポートの定義

　ソーシャルサポートの概念が登場したのは1970年代の半ばころである．しかし，"人と人とのつながりは重要である"という考え方は以前から存在していた．たとえば，アノミー社会では人々が孤立しやすく，自殺率が高まることを主張したデュルケーム（Durkheim, 1897）の自殺研究では，社会または集団の結びつきが弱まった状況で，自殺が発生しやすいことが指摘されている．心理学の分野でも，ロジャーズ（Rogers, C. R.）は，悩みがある人が自己受容するためには，他者からの"共感的理解"や"無条件の肯定的配慮"が重要であるとしており，また，マズロー（Maslow, A. H）の欲求階層説でも"所属と愛情の欲求""承認の欲求"といった，他者との肯定的な関係の重要性が指摘されている．このような考え方はソーシャルサポートの前史的なものであると考えられる．

そして，1974年，CaplanとCasselが"ソーシャルサポート"という語を使用したときからソーシャルサポートの研究が実質的に始まった（橋本，2005）．ソーシャルサポートについて，Cassel（1974）は，人と人との結びつきと健康を考えることの重要性について，疫学的立場から検討し，Caplan（1974）は，精神衛生学の立場から"非専門家による援助資源"の重要性について指摘した．

Cassel（1974）は同じ環境にいても病気になる人とならない人がいることに注目し，それは他者との結びつきの強さが人によって異なっているからであるとした．つまり，自分にとって重要な他者との結びつきが強い人は，病気になりにくく，それに対して他者との結びつきが弱い人は，病気になりやすいと考えた．また，Caplan（1974）は，地域精神衛生のアプローチを予防的観点からとらえた．そして，地域の連帯やメンタルヘルスの専門家ではない"普通の人々のつながり"の重要性を強調し，身近な人同士のつながりによって，ストレッサーへの対処に有用な3つの機能（問題を分かち合う，必要な物を提供する，適切な考え方や助言・情報をもたらす）が果たされるとした．

Caplanは日常的な対人関係が果たす役割を強調し，それを"ソーシャル・サポート・システム"と呼ぶことによって，ソーシャルサポート研究がその後発展していく契機を提供したと言える（福岡，2006）．

ただし，ソーシャルサポートの定義については，CaplanとCasselは明確に述べておらず，ソーシャルサポートを具体的に定義したのは，Cobb（1976）が最初だと言われている．Cobb（1976）は，ソーシャルサポートを情報という概念と結びつけて定義し，ソーシャルサポートとは，①自分が好かれ，愛されていると信じるように人を導く情報，②自分が尊重され，価値があると見なされていると信じるように人を導く情報，③自分がコミュニケーションや，相互に義務を持つネットワークの一員であると信じるように人を導く情報，という3つのうち少なくとも1つ以上をその人に信じさせてくれるような"情報"であるとしている．しかし，この定義は，"何が"その人

にそう信じさせてくれるのか，ということまでは述べていないため，しばしば循環論的であると批判される（福岡，2006）．また，しばしば引用される定義として，House（1981）によるものがある（福岡，2006）．House（1981）の定義は，ソーシャルサポートを，①情緒的サポート（emotional support）：価値，情動，信頼，関心，傾聴，②評価的サポート（appraisal support）：肯定，フィードバック，社会的比較，③情報的サポート（informational support）：アドバイス，指示，示唆，情報，④道具的サポート（instrumental support）：物品，金銭，労働，時間，環境変化による助力，という4つの機能から定義しており，4つの機能のうち1つ以上を含む"相互作用"をソーシャルサポートとして定義している．House（1981）の定義とCobb（1976）の定義を比較すると，サポートを"情報"であるととらえるか"相互作用"として意味づけるかという点に違いが見られる．

　その後，多くの研究者が，より明確で適切なサポートの定義を試みてきたが，それは結果的に研究者の数だけサポートの定義があるような，定義の乱立状態をもたらした（橋本，2005）．そこで，現在は"最近の多くのソーシャルサポート研究は，それを操作的概念として使用せず，対人関係と人の心身の健康との関連についてのさまざまな研究をソーシャルサポート研究と総称しようという立場に立つ"（浦，1999）ということが多い．他にソーシャルサポートの定義としては，南・稲葉・浦（1988）の"特定個人が，特定時点で彼／彼女と関係を有している他者から得ている，有形／無形の諸種の援助"という定義がある．また，ソーシャルサポートは，ストレス低減のみではなく"ウェル・ビーイング（well-being；幸福感，充実感，満足感など）"の増進に効果を有するような対人関係や援助行動もソーシャルサポートと称されることが一般的になったため，ソーシャルサポートを"狭義には，個人が取り結ぶネットワークの成員間で，個人のウェル・ビーイングを増進させる意図で交換される心理的・物質的援助をいう．社会的支援と訳す．広義の概念には，社会的統合や社会的ネットワークも含まれる"（田中，1997）とする定義づけ

もなされている．現在の状況は，"ソーシャルサポートには様ざまな定義が併存している状態にある"（福岡，2006），と考えられている．

　以上の知見からソーシャルサポートには，統一された定義があるとは言えないが，情緒的サポートや道具的サポートなど，サポートの種類を問わず，職場や家庭における対人関係の中でなされる援助によってサポートの送り手が相手に援助を与えようという意図があり，かつサポートの受け手が援助を認知し，望ましい効果や利益を得られるものは，すべてソーシャルサポートと言って良いのではないかと思われる．しかし，送り手が意識せずに与えたような，何気ない挨拶のようなサポートは受け手がサポートと感じてもソーシャルサポートに含めないほうが妥当であるし，援助をされたことによって受け手が不利益をこうむるものもソーシャルサポートとは言えないのではないかと考える．

2　ソーシャルサポートの概念及びソーシャルサポートとストレス，精神的健康との関係

　ソーシャルサポートをいかにとらえるかということに対して，これまでさまざまな研究者が，自分なりのサポートの定義に基づいて，サポートの具体的測定に取り組んできた（橋本，2005）．

　Cohen & Syme（1985）は，ソーシャルサポートを①構造的測度（structural measures；結婚状態，対人関係の数，知り合いの数など，社会的絆や結びつき）と②機能的測度（functial measures；愛情，所属感，物理的援助などの利用可能性や実行頻度など，特定の機能を提供する対人関係変数）の2種類に区別している．また，House & Kahn（1985）の分類は，①ソーシャル・ネットワーク（social network；ネットワーク全体の大きさや密度など），②対人関係（social relation-ships；特定の対人関係の有無や種類），③ソーシャルサポート（social support；他者から提供される資源の種類や量など）の3分類である．さらに，Dunkel-Schetter & Bennett（1990）は，諸種のソーシャルサポートに関する知見

を整理して，ソーシャルサポートに関する概念には，①社会的統合（social integration；対人関係の存在），②ソーシャル・ネットワーク（social network；対人関係の構造），③ソーシャルサポート（social support；対人関係の機能）という3側面があり，さらにソーシャルサポートについては，利用可能性（avail-ability）と活性化（activation；サポートのやりとり）という2水準があるとしている．

　橋本（2005）は，"ソーシャルサポートには，ソーシャルネットワークの特徴（構造的測度）からとらえられる側面と実際に行われる対人的相互作用の内容（機能的側度）からとらえられる側面の2側面がある"としている．構造的測度と機能的測度について，福岡（2006）は，構造的測度については，"ソーシャルサポート"と区別する研究者がいることからもわかるように，単に関係の有無や構造を問題にするのみであり，Cobb（1976）やHouse（1981）および田中（1997）などの定義で示されるようなソーシャルサポートの機能ないし内容を含んでいないとしている．そのため，とりわけ心理学的観点からの最近のソーシャルサポート研究においては，構造的測度のみをそのままソーシャルサポートの指標とすることはほとんどない，と述べている．橋本（2005）も"現在のソーシャルサポートに関する研究は，'対人的相互関係を通じた資源や情報の交換'を中心とした機能的側面に関するものが主流となっている"と報告している．したがって，本研究でも機能的測度からとらえられるソーシャルサポートを中心に検討を加えていくこととする．

　Barrera（1986）は，ソーシャルサポートは以下の3つの次元に分類されるとしている．すなわち，①社会的包絡（social embeddedness）：個人の持つ社会的ネットワークの大きさやネットワークを構成する成員間の緊密性などのような人間関係の構造，②知覚されたサポート（per-ceived support）：他者から援助を受ける可能性に対する期待あるいは援助に対する主観的評価，③実行サポート（enacted support）：他者から実際に受けた援助，である．また，Dunkel-Schetter & Bennett（1990）は，ソーシャルサポートを利用可能性と

活性化（サポートのやりとり）に分け，活性化には①必要／欲求，②探索，③提供／受容の3種類があるとしている．そして，利用可能性と活性化の相互関係から，適切性／満足感をソーシャルサポートの種類に含めている．そして，周（1993a）は，測定可能なソーシャルサポートの次元は，先行研究から，①社会的包絡（social embeddedness），②必要とするサポート，(needs for support)，③知覚されたサポート（perceived support），④実行されたサポート（received support）の4つの次元に大別できるとしている．これらは，受け手がそれぞれ，①どのくらいの大きさのソーシャルサポートを受けられるネットワークを持っているか，②どのようなサポートを必要としているか，③サポートを受ける可能性をどの程度と考えているのか，④実際にサポートを受け取る量はどのくらいかを意味している．

さらに，渡辺（1995）は，"従来の研究においては，ソーシャルサポートに関して，量的なもののみが測定されおり，満足度という点については明確にされていなかったことが指摘される"としている．

本研究では，ソーシャルサポートの次元の分類を，前述した，周（1993a）の①社会的包絡，②必要とするサポート，③知覚されたサポート，④実行されたサポートの4つの次元の分類に従うことにした．しかし，①社会的包絡は構造的測度であり，今回の研究の目的にそぐわないことから取り入れないこととした．②必要とされたサポートとは，個人がサポートを得たいと思っていること，すなわちサポートへの欲求と考えられ，③知覚されたサポートとはサポートをどのくらい受けられるかということに対する期待と考えられる．また，④実行されたサポートとは，実際に受けたサポートのことである．さらに，ソーシャルサポートを考える上で，満足感を測定することも重要であると考えた．サポートへの欲求が高く，多くのサポートを受けていても本人が満足するようなサポートでなければ有効なサポートとは言えないのではないかと思われる．そこで，ソーシャルサポートの次元にサポートへの満足感も加えることとした．この他，ソーシャルサポートを与えるという視点も

取り入れることにした．

　以上のことから本研究では，先行研究を参考に，ソーシャルサポートの次元を①サポートへの欲求，②サポートへの期待，③実行されたサポート，④サポートへの満足感，⑤与えるサポートの，5種類に分類した．以下，各次元について先行研究の概観および考察を行う．

（1）サポートへの欲求：受け手が送り手に要求しているサポートである．受け手は，状況や送り手によって種類の異なるサポートを必要としている．例を上げると，仕事が忙しくて困っている勤労者に対しては，慰めや言葉かけの情緒面のサポートよりも仕事を手伝うという直接的なサポートのほうが効果的であろう．Power (1988) や Power, Champion, & Aris (1988) によると，必要とするサポートを受け取る可能性がないという認知あるいは受けとらなかったという行動的事実は，受け手にストレスを一層強く感じさせ，また，必要としていないのにたくさん受け取る可能性があるという認知もしくは受け取ったという行動的事実は，迷惑や過保護になりやすいと指摘されている．しかし，受け手が必要とする以上のサポートを受け取ったときの不快感についてはまだ充分な研究がなされていないと思われる．サポートは受けた場合の効果的な面が強調されるが，今後は過剰なサポートを受けた場合の効果的でない側面についても検討がなされたほうが良いと考える．サポートへの欲求を測定する測度には，Power et al. (1988) の SOS (Significant Others Sacle) がある．

（2）サポートへの期待：他者からサポートを受けられるのではないかという可能性に対する期待である．サポートへの期待を指標とした多くの研究では，サポートとストレス反応の間に負の相関があり，サポートへの期待が高いほどストレス反応の小さいことが報告されている (Schaefer, Cohen, & Lazarus, 1981)．サポートへの期待の水準が高いことは，過去に他者からサポートを受けた経験が多いことや他者との親密度が高いこと，サポートの入手可能性に対する期待が高いことを意味している．この期待は，ストレッサー

に対する嫌悪性やコントロール可能性といった認知的評価（Lazarus & Folkman, 1984）に影響を及ぼすことによって，ストレス反応の生起を抑制する機能を持つと考えられる（Cohen & Wills, 1985）．

サポートへの期待の測度としては，Procidano & Heller（1983）のPerceived Support from Family and Friends（PSS）がある．PSSは，家族・友人からの利用可能なサポートが測定される．また，Cohen & Hoberoman（1985）のInternational Support Evaluation List（ISEL）は，個人を対象に各種のサポートの"知覚された入手可能性"を測定するものである．ISELは，ソーシャルサポートが評価的サポート，所属的サポート，実体的サポート，自尊的サポートの4種類からなるという考え方のもとに，各種類のサポートごとに複数の項目から構成されている．

久田・千田・箕口（1989）の学生用ソーシャル・サポート尺度（SESS）は，大学生を対象に"ふだんから自分を取り巻く重要な他者に愛され大切にされており，もし何か問題が起こっても援助してもらえるという期待の強さ"によってソーシャルサポートの程度を測定する尺度である．サポート源として父親，母親，兄弟，学校の教師，友達を設定している．

（3）実行されたサポート：実行されたサポートとは，受け手が実際に受け取ったサポートの事実である．森・堀野（1991）は，サポートと抑うつは低いながらも有意な負の相関を示したと報告している．また和田（1992）は，大学新入生を対象として，ソーシャルサポートと抑うつの関係を調べ，両親の情緒的，気楽さサポートが自宅生と下宿生ともにおいて有意な負の相関を，下宿生では両親の道具的サポートと抑うつに有意な負の相関を，自宅生では友人の情緒的サポートと抑うつに有意な負の相関を示したことを報告している．しかし，実行サポートに関しては，それがストレス反応や健康状態とは無関係であるか，もしくは逆に正の相関を示すという報告が多い（Barrera, 1981）．緒賀（1991）は，実行されたソーシャルサポートはうつ傾向，不安傾向と正の相関が示されたとしている．このことは，ストレス状態にある人ほ

ど，コーピングの一つとしてサポートを求めたり，実際に受けたりする傾向が高いことを表している（Barrera, 1986）．つまり，サポートを受けてストレス反応が低減するというよりも，うつ状態が高く，不安感も強い人が多くのサポートを受けている可能性を示唆するものであり，高うつ，高不安の低減とサポートの効果の因果関係は不明確である．今後は，高うつ，高不安の者が，サポートを受けた場合にサポートの効果が現れるか否かという研究が必要であると考える．"仕事や職業生活に関する強い不安，悩み，ストレスを感じている労働者"は61.5%であるという調査結果（厚生労働省，2002）が示されている．その結果を踏まえると，特に現状での日本の勤労者の実態を考慮に入れた場合，実行されたサポートの効果を測定したほうが，実態に即したサポートの効果の検証が得られると考えられる．実行されたサポートの測度としては，Barrera & Ramsey（1981）による Inventry of Socially Supportive Behaviors（ISSB）がある．ISSB は"援助的な行為を受けた頻度"を問うものである．包括的に援助行動の頻度を問う一方で，情緒的サポート，実体的・物質的サポート，認知的情報・フィードバック，指示的指導という4つのサポートの次元を測定していることが Stokes & Wilson（1984）によって示されている．

（4）サポートへの満足感：実際に受けたサポートに対する満足の度合いである．受けたサポートが受け手の期待にそぐわない場合にはサポートに対して不満感を持つことや，また，サポートの量が多すぎて不快感を持つこともあると考えられる．

和田（1992）は，大学生を対象にソーシャルサポートの量について現実レベルと理想レベルを設定し，サポートの量が理想より多くても不快感が示されなかったとしている．また，渡辺（1995）は，"従来の研究においては，ソーシャルサポートに関して量的なもののみが測定されており，満足度という点については明確にされなかったことが指摘される"とした．彼女は，大学生を対象にソーシャルサポートの量と満足度の関係を検討し，サポートの

量と満足感は高い正の相関が見られ，サポートの量が多くなるほど満足度も高くなること，サポートの量の下位尺度との関係では，男性は情緒的サポートが多く得られるほど満足度が高くなり，女性は問題解決サポートの量が多くなるほど満足度が高くなることを明らかにした．ただし，サポートへの満足感は，サポートへの欲求と受け取ったサポートとの関係からも異なって来ると考えられる．個人のサポートの受け取る量よりも求める量の方が多いほど，心身の健康状態が悪いことが明らかにされている（Brawn, Brady, & Lent, 1987; Jou & Fukada, 1995; Costanza, Dfriega, & Winstead, 1988）．Hobfoll & London（1986）はソーシャルサポートをより多く受けるほど精神的な健康状態が悪くなるという状態を"圧力釜効果（Pressure cooker ef-fect）"として報告しており，緒賀（1991）もソーシャルサポートへの評価を測定した際に"自分に対して家族からのアドバイスが多くて不満である"等の干渉への不満を示す因子が見つかったとし，干渉への不満は心身症傾向，うつ傾向，不安傾向と正の相関を示したと述べている．

　以上のことから，ソーシャルサポートの量が多ければ多いほど満足感が高くなるとは言い切れず，サポートへの満足感はサポートの受け手の欲求の度合いと実際に受け取ったサポートの量の関係によって規定されることが予測される．よって，サポートへの満足感を測定するとともに，サポートへの欲求と他者から受け取ったサポートとの関係から捉えるという視点が必要であると考えられる．周（1993b）は，"受け手の欲求を考えながらその欲求に対応するサポートを提供する行動は，最も受け手の幸福感を増す行動であろう"と述べている．しかし，サポートへの欲求，実際に受け取ったサポートの量，サポートへの満足感の3つの次元間の関係はまだ明らかにされていない．特に勤労者においては職場環境やサポートの送り手によっては本人が望むサポートよりも少ないサポートしか与えられないという場合もあり得るし，逆に本人が望むよりも多いサポートが提供される場合もある．勤労者においてこのようなサポートの欲求と受け取ったサポートの関係によって満足感に

差異が生じるのかどうか検討することは，受け手の欲求にどの程度見合ったサポートを与えれば，満足感が得られるのかを明らかにし，職場のソーシャルサポートのあり方を考える上でも有益であろう．

（5）**与えるサポート**：サポートの送り手が与えるソーシャルサポートのことである．ソーシャルサポートは，サポートを受けることが研究の中心になりがちであるが，実際はサポートを与え，受け取るという一連の行動も研究の対象になると思われる．与えるサポートについて扱った研究は十分になされているとは言えず，適切な先行研究も見つからないのが現状である．しかし，職場でソーシャルサポートを増強するときには，相談相手として選ばれることの少なかった上司の教育から手がけるべきであるという指摘もある（今井・内山・田上，1997）．今後，職場においてサポートをどのように送っているのかということを検証する必要があろう．

　職場の対人関係の諸側面が勤労者のストレス緩和や生産性の向上に及ぼす影響については，ソーシャルサポートが研究される以前に，組織内のリーダーシップ研究の中で扱われてきている．上司との関係が良好なメンバーの集団は，良好でない集団と比較したとき，上司から多く注目され，多く指示を得ており，仕事について上司とうまくいっていると感じていることが報告されている（Grean & Ginsburgh, 1977; Grean, Novak, & Sommerkamp, 1982）．我が国では，藤田（1975）がPM理論を用い，リーダーのM行動は緊張を解消し，動機づけの効果を高めることによって部下に対するソーシャルサポートとして機能するという結果を得ている．これらは，上司と部下が互いに支え合うという文脈での研究と考えられる．しかし，同僚間や社内の友人との関係がストレス緩和や生産性の向上に及ぼす影響については，あまり扱われてこなかった．これは，同僚や社内の友人間との関係は私生活での友人関係と類似するとの考えに基づくものであるのかもしれない．しかし，日本の企業社会においてはアメリカではほとんど見ることができない同期入社社員の一斉研修や社内旅行，社内運動会などの実にきめ細かな"人間関係プログラム"が

内包されており，良好な人間関係はストレスの緩和や心身の健康の維持に好ましい影響を与えるという知見も得られている（渡辺，1986）．

　我が国においては，職場内で支え合う対象として，上司のみでなく，同僚，部下，社内の友人等も視野に入れた人間関係を含めた研究を進めることが必要であろう．

　さらに，職域でのソーシャルサポートを考える場合に，個人がサポートの受け手であると同時に送り手でもあることを考慮する必要があると思われる．職場では上司とともにあるいは同僚間で互いに協力しながら仕事を進めることが一般的であり，相手から受けたサポートと同様のサポートを相手に返すというサポートの互恵性も発揮されやすい．また，職場でソーシャルサポートを増強するときには，相談相手として選ばれることの少なかった上司の教育から手がけるべきであるという指摘もあり（今井他，1997），特に職場のメンタルヘルスのキーパーソンとなる主任クラスの者はサポートの送り手となる立場が求められる．職場においてはサポートを受ける側からの研究のみではなく，サポートをどの程度相手に送っているのかということも実証する必要性があろう．

　しかし，従来のソーシャルサポートの研究では，勤労者をサポートの送り手としてとらえる"与えるサポート"についての研究は十分になされているとは言いがたい．年齢や役職，職種などにより与えるサポートの量は異なることが予測され，まず与えるサポートの実態を明らかにすることが必要である．また，与えるサポートと受け取るサポート（本論文では，受け取ったサポートとして測定しているが，ここでは"与えるサポート"と対比的に表現するために"受け取るサポート"とした．以下，受け取るサポートと表現）の関連から勤労者において互恵性が示されるかどうか，さらに与えるサポートとサポートへの欲求，サポートへの満足感などのソーシャルサポートの各次元との関係，与えるサポートと精神的健康との関連を検証する必要がある．与えるサポートを含めた勤労者のソーシャルサポートと精神的健康について多角的な視点か

ら研究を深めていくことは,職場のメンタルヘルスを考えていくうえで有意義であると思われる.

ところで,個人がサポートの受け手と送り手であるという双方の視点に立った研究に関して衡平理論(equity theory)の考え方を用いたものがある (Antonucci & Jackson, 1990; Buunk et al, 1993; Stoller, 1985; Rook, 1987; 福岡, 1999).衡平理論は2者間の相互作用における一方の側の投入と成果の比率が他方の側の成果の比率と等しい場合が衡平であり,公正感が生じるが,それらの比率が等しくない場合には不衡平であり,不公正感が生じ,緊張や不満が生じる(周・深田,1996)という理論である.すなわち,ソーシャルサポートでは相手に与えるサポートと相手から受け取るサポートの量が同程度の場合が衡平状態であり,同程度でない場合が不衡平状態であるということとなる.

周・深田(1996)は大学生を対象に衡平理論を用いてソーシャルサポートの互恵性について研究を行い,求められたサポートと求めたサポートとの差で表されるソーシャルサポートの衡平状態は,サポートへの負債感や負担感を媒介にして心身の健康を規定することを解明し,不均衡な場合には心身の健康に望ましくない影響を与えることを明らかにした.勤労者においてもサポートを与える量と受け取る量が不均衡な場合に精神的健康状態に影響を及ぼすことが予測されるが,まだ実証的な検討はなされていない.

そこで,本論文では,
(1)勤労者の与えるサポートとソーシャルサポートの各次元の関連.
(2)与えるサポートと精神的健康との関連.
(3)衡平理論を用いて,与えるサポートと受け取るサポートの衡平状態が精神的健康状態に与える影響についての検証.
の3点を研究の目的とした.

なお本研究では,互恵性を,相手に与える(相手より受け取る)サポートと同程度のサポートを他者から受け取る(他者に与える)こと,衡平状態を,与える(受け取る)サポートと受け取る(与える)サポートとが同程度の状態,

と操作的に定義した.

また，勤労者用ソーシャルサポート尺度は，サポートへの欲求，受け取るサポート，サポートへの満足感の3つの次元から測定されている．本研究では特定の人に対して，2者関係内で与えるサポートと受け取るサポートの関係を検討するのではなく，個人が周囲の人に与え，または周囲の人から受け取るサポートを指標として衡平状態を検証することとした．これは，勤労者のソーシャルサポートを考えるに当たり，個人を取り巻く，上司，同僚，友人等の多岐に渡るサポート源を考慮に入れて互恵性，衡平状態を検討した方が実態に即していると考えたためである．

3　ソーシャルサポートの次元間の関係及び差異を扱った研究

周（1994）は，在日留学生用ソーシャルサポート尺度（周，1993a）を用いて，留学生を対象に必要とするサポート，知覚されたサポート，実行されたサポートの3次元の得点間の差異を検討した．この結果，知覚されたサポートと実行されたサポートの間の相関は，研究，人間関係，情緒，環境・文化といったサポートの領域，物質的，心理的，指導的，情報的といったサポートのタイプ，および領域とタイプを組み合わせたサポートの条件に関わらず全て高かった．しかし，必要とするサポートと知覚されたサポートの間，必要とするサポートと実行されたサポートの間の関連性は，条件，領域やタイプによって異なっていたと報告している.

先行研究の中には，次元間の関係や差異に関心を払わない研究が少なくない（周，1993a）．つまり，次元間の関係について検証した研究は数が少ないということを周（1993a）は指摘している．数が少ない研究の中でも，次元間の関係や差異を検証した研究には，サポートの2つの次元の関係を検討したWethington & Kessler（1986）により検証された結果がある．彼らはサポートへの期待と実行されたサポートを測定し，両者の相関関係は低い（$r<.20$）ことを示唆している．また，他にサポートの欲求と実行されたサポートにつ

いて，サポート間の2つの次元間の差異（ギャップ）を検討した山本（1986）や Power et al.（1988）の研究がある．山本は両次元間に差がみられないと報告し，Power et al.（1988）は，サポートへの欲求量のほうが実行されたサポート量よりも大きいと報告している．しかし，周（1993b）は，これらの研究はそれぞれの次元を測定する際の測度の内容（尺度）が異なっており，厳密な次元間の比較，検討ができないという欠点があるとしている．次元間のサポート量の差異を検証するには，同一の尺度での各次元のサポートの測定が必要であると考えられる．

4　ソーシャルサポートのタイプ

では，ソーシャルサポートにはどのようなタイプがあるのだろうか．ソーシャルサポートのタイプを取り上げている先行研究を Table 1-1に示した．Aneshensel & Frecihs（1982），Barrera, Sandler, & Ramsay（1981）が2つのタイプ，Cobb（1976），森・堀野（1992），Power, Champion, & Aris（1988），Sykes & Eden（1985）が3つのタイプ，Barrera & Ainlaly（1983），Cohen & Hoberman（1983），Cohen & Wills（1985），周（1993a），南・稲葉・浦（1988），嶋（1990, 1991）が4つのタイプ，Hirsch（1980），渡辺（1995），和田（1992）が5つのタイプ，Goodman, Sewell, & Jampol（1984）が6つのタイプ，Wethington & Kessler（1986）が7つのタイプに分類している．各先行研究を検討すると，共通するタイプとして，

情緒的サポート：悩みごとを相談したり，困ったときに共感してくれるような精神的なサポート

情報的サポート：仕事に対するアドバイスを与えてくれたり，分からないことがあったときに教えてくれるような，情報を示したり，指導をしてくれるようなサポート

道具的サポート：物やお金を貸してくれたり，仕事を手伝ってくれるといった労力的なサポート

Table 1-1 先行研究で使用されたソーシャルサポートのタイプ

Aneshensel & Frecihs (1982)	道具的援助, 社会感情的援助
Barrera et al. (1981)	物質的援助, 感情的援助
Barrera & Ainlaly (1983)	物質的援助, 非直接的サポート, ポジティブな社会的交互作用, 直接的指導
Cobb (1976)	感情的サポート, 尊重的サポート, 情報
Cohen & Hoberman (1983)	物質的援助, 評価的サポート, 自尊的サポート, 所属的サポート
Cohen & Wills (1985)	道具的援助, 尊重的サポート, 社会的仲間, 情報
Goodman et al. (1984)	物質的援助, 身体的援助, 親密の交互影響, ポジティブな社会参与
Hirsch (1980)	物質的援助, 感情的サポート, 社会的強化, 社交性, 認知的指導, 具体的助力, 社会的協調, 尊重的推奨, 認知的助言
周 (1993a)	物質的タイプ, 心理的タイプ, 指導的タイプ, 情報的タイプ
南ら (1988)	実体的サポート, 所属的サポート, 尊重的サポート, 評価的サポート
森・堀野 (1992)	情緒的サポート, 情報的サポート, 実際的サポート
Power et al. (1988)	実用的サポート, 感情的サポート
嶋 (1990)	道具的サポート, 社会的仲間, 感情的サポート, 報的サポート
嶋 (1991)	心理的サポート, 娯楽関連的サポート, 道具手段的サポート, 問題解決志向的サポート
Sykes & Eden (1985)	感情的サポート, 尊重的サポート, 情報的サポート
Wethington & Kessler (1986)	行動的対処の援助, 傾聴, 元気づけるまたは慰める, 話し合い, 問題に対する新しい見方の提供, アドバイスの提供, 他の援助者を紹介する
渡辺 (1995)	情緒的サポート, 問題解決志向的サポート, 娯楽関連的サポート, 道具的サポート
和田 (1992)	情緒的サポート, 所属的サポート, 情報的サポート, 評価的サポート, 道具的サポート

の3つに大別できるように思われる．また，特別なサポートとして渡辺 (1995)，嶋 (1991) の娯楽関連的サポートがあげられる．

5　ソーシャルサポートのストレス緩衝効果と直接効果

ソーシャルサポートとストレスに関する研究では，ソーシャルサポートがストレスを和らげる機能を持つということで大筋は一致している (Cohen & Wills, 1985)．例えば，身体的な疾患によって入院しているというストレス状況にある患者に対するサポートの効果として，十分な精神的サポートを与えられた患者ほど，手術後の予後が良いという研究 (Cobb, 1976) などがある．

各種の研究からソーシャルサポートがストレスを和らげる効果がモデル化されている．代表的なのは"ストレス緩衝効果 (stress-buffering effect)；交互作用レベル"と"直接効果 (main effect)；主効果モデル"である (Figure 1-2)．ソーシャルサポートのストレス緩衝効果とは，ストレッサーが少ないときにはソーシャルサポートが多くても少なくてもストレス反応（あるいは心理的苦痛）の指標に差はないが，ストレッサーの水準が増大した場合，ソーシャルサポートが多ければその悪影響が抑制され，少ない場合よりもストレス反応が少なくてすむというものである．また，直接効果とは，ストレッサーの水準が低くても高くても同様にソーシャルサポートが有益な効果をもつ，というものである（福岡，2005）．ソーシャルサポートのストレス緩衝効果の妥当性をめぐっては膨大な研究が行われた（浦，1992）．

現在，ストレス緩衝効果と直接効果について得られている結論は，稲葉 (1998) によると次の6つである．①サポートが緩衝効果を持つことは研究者間でほぼ認められている．②しかし，いつでも，どんなときでも緩衝効果が示されるわけではないことも認識されている．ストレッサーがあまりにも大きいときには緩衝効果が示されないときがある（限定効果）．③知覚されたサポート，特に自尊心を支えてくれるようなサポートや情緒的なサポートが測定されているときに緩衝効果が最も検証されやすい．手段的なサポートが

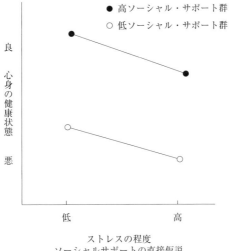

ソーシャルサポートの直接仮説

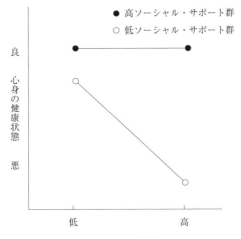

ソーシャルサポートのストレス緩衝仮説

Figure 1-2 ソーシャルサポートの直接効果と緩衝効果 (浦, 1992より引用)

緩衝効果を示すことは少ない．④サポートの尺度が特定の機能内容ではなく，社会的統合のような包括的な尺度である場合には直接効果が見出されやすい．ただし，配偶者や恋人の有無は直接効果・緩衝効果双方を示すことも多く，この傾向は女性に強い．⑤受け取られたサポートはストレスが存在する人ほど多くなる傾向があるため，ディストレスと正の関連を有してしまうことがある．このため緩衝効果，直接効果が見出されることは少ない．⑥サポートが直接効果をもつことも研究者間でほぼ認められている．以上の点が，ソーシャルサポートの緩衝効果と直接効果のどちらの効果が示されるかに影響を与えると考えられる．

6　勤労者のソーシャルサポートに関する研究

　我が国においては，勤労者のソーシャルサポートについて，多くの知見が得られていない．小牧・田中（1993）は，職場におけるソーシャルサポートにどのような効果があるかの研究はほとんどないといってよいと報告しており，金井（1993），田中（1992），矢冨・新名・坂田（1990）も"日本においては職場の人間関係についての研究は多く見られるがソーシャルサポートの研究としてメンタルヘルスを扱った研究は，欧米に比べて数が少ない"と述べている．

　勤労者を対象としたソーシャルサポート尺度は，小牧・田中（1993）によって作成された，知覚されたサポートを測定する"職場用ソーシャル・サポート尺度"がある．しかし，同尺度の問題点として，質問項目が，基本的に既存の Sarson, Levine, Basham & Sarason（1983）によって開発された Social Support Question（SSQ）や Cohen & Hoberoman（1985）の International Support-Evaluation List（ISEL）に準拠して作られているため，日本の勤労者のサポートの実態を反映するよう十分な吟味を加えた尺度とは言い難い面があると考えられる．また，同尺度について，"現在までに報告されているデータは若年労働者のものが中心である"（福岡，2001）という指摘もある．

勤労者のソーシャルサポートと精神的健康や適応との関係について研究については，小牧・田中（1993）の株式1部上場企業3社に勤務する正社員288名を対象とした，職場内のソーシャルサポートがストレス軽減に与える効果について検討した研究，小牧（1994）の20～30代の女性就業者590名を対象にソーシャルサポートと精神的健康との関連を検証した研究がある．それぞれの研究において，小牧・田中（1993）は，"全体的に見ると，20代において，上司サポートの効果が大きい"という結果を報告し，小牧（1994）は，"事務職において各サポート（上司，先輩，同僚がサポート源の情緒的サポートと道具的サポート）はすべて有意な正の相関を示したが，営業職，販売職，専門職では上司の情緒的，道具的サポートの両方で相関は有意でなかった"との結果を得ている．

彼らの研究で用いられたソーシャルサポートを測定する尺度は，前述の"職場用ソーシャル・サポート尺度"であり，"知覚されたサポート"を測定している．

現在，勤労者を対象としたソーシャルサポートと精神的健康との関係を考える上で，サポートの次元としては，サポートの利用可能性である，"知覚されたサポート"と精神的健康との関連より，実際にサポートを与えられた"受け取ったサポート"と精神的健康との関連を検証することの方が重要であると考えられる．しかしながら，勤労者を対象として，実際にサポートを受け取った量と精神的健康との関連を調査した，"受け取ったサポート"と精神的健康との関連を検証した研究は少ないと思われる．社会経済生産性本部（2006）の調査結果において，約5割近く（49.0％）の企業で，職場の助け合いが少なくなっている"という結果が示され，助け合いが減少した企業において，心の病の増加した割合が高いという結果や島・佐藤（2004）が"上司が部下の問題に気づくことと，上司の部下への配慮・支援は非常に大切である"と述べていることからも，サポートの利用可能性と精神的健康との関連よりも，現在は，実際に上司や同僚がサポートを与えることが，精神的健

康にどのような影響を与えるかという視点が重要であると言えよう．

以上のことから，現在の勤労者のソーシャルサポートと精神的健康との関係を考えた場合，

① 勤労者のサポートの実態を十分に反映したサポート尺度の開発．
② 実際にサポートを与えられたかという"受け取ったサポート"を測定するという視点．

の2点が重要であると考えられる．

そのためには，まず，勤労者の受け取ったサポートの実態を検証する必要がある．方法としては，Azuma & Kasiwagi (1987) や森・堀野 (1992) がそれぞれの分野で行ったように，自由記述からサポートを表現する場面を収集することが有用であると思われる．自由記述から得られたデータをもとに"受け取ったサポート"を測定する尺度を作成することが，勤労者のソーシャルサポートと精神的健康の研究に有用であると考えられる．

7 学生等のソーシャルサポート研究

ソーシャルサポートと精神的健康，適応の関係は，高齢者，学生等を対象としても研究がなされている．高齢者については，野口 (1991) の高齢者のソーシャルサポートについての研究，人見・塚原・宮原 (1997) の高齢者と適応について検証した研究等が見られる．また，留学生を対象としたサポートの研究も報告されている (周, 1993a, b)．

学生を対象とした研究は，比較的数が多い．箕口・千田・久田 (1989) は，学生用ソーシャルサポート尺度によって測定されるサポート度が高いほど，抑うつ度，不安度も低いという一貫した傾向が認められたことを報告している．さらに，千田・箕口・久田 (1989) は，学生用ソーシャル・サポート尺度と SDS, STAI を用いてソーシャルサポートと抑うつ，不安との関連を示し，ソーシャルサポートと SDS, STAI の相関は，女性のほうが高く，精神的健康度の二つの指標は共に女性のほうがソーシャルサポートの影響力が強

いと言えることを報告している．

　また，森・堀野（1991）は大学生を対象として，サポートと抑うつは低いながらもサポートと有意な負の相関を示したと報告している．和田（1992）は大学新入生を自宅から通学する学生（自宅生）とアパート等に一人で居住する学生（下宿生）に分け，サポートの効果を検証した．その結果，"両親の情緒的サポート"及び"両親の気楽さサポート"が自宅生と下宿生ともに抑うつと有意な負の相関が得られ，自宅生では"友人の情緒的サポート"，下宿生については"両親の道具的サポート"が抑うつとそれぞれ有意な負の相関が認められたことを検証した．その他，小，中学生や大学生を対象にしたソーシャルサポートの研究は多く見られる（嶋，1990；渡辺，1995）．

　このようにソーシャルサポートは抑うつや不安を低減させる働きを示す結果が多く報告されている．しかし，緒賀（1991）は大学生を対象として，実際に受けるソーシャル・サポート量と精神的健康度の関係を調査した．その結果，家族サポート量とうつ傾向は正の相関を，友人サポート量はうつ傾向と不安傾向と正の相関を示したことを報告しており，精神的健康度が悪い人はサポートを求めることによってサポート量が増えている，あるいはそういう人を見て周りの人がサポートを与える結果，その量が増えていると思われると述べている．Barrera（1981）は実行サポートに関しては，それがストレス反応や健康状態とは無関係であるか，もしくは逆に正の相関を示すという報告が多いとしているが，ソーシャルサポートと精神的健康や適応について負の相関が生じるという結果も得られている．

8　我が国のソーシャルサポートの尺度

　我が国においてソーシャルサポートを測定する尺度について，各種の先行研究を参考にし，以下の文献をもとに調査をした．

（1）ストレススケールガイドブック（大島・高田・上田・河野（監修），
　　2004）

（2）心理測定尺度集Ⅱ〈対人関係・価値観〉（堀（監修），2001）

（3）心理測定尺度集Ⅲ〈適応・臨床〉（堀（監修），2001）

その結果，次に示す5つの測度が活用されていることを確認した．

（1）"学生用ソーシャル・サポート尺度（SESS）"

前述の久田他（1989）が作成した尺度である．

（2）"職場用ソーシャル・サポート尺度"

小牧・田中（1993）の作成によるもので，前述した尺度である．

（3）"高齢者用ソーシャル・サポート尺度"

野口（1991）によって開発された尺度であり，老年学・老年心理学の分野で活用されている．対象は，高齢者一般であり，同尺度は，高齢者に対する面接調査における使用を目的として作成されている．

（4）"地域住民用ソーシャル・サポート尺度"（堤明純・堤要・折口・高木・詫間・萱場・五十嵐，1994）と同尺度を改訂した堤・萱場・石川・苅尾・松尾・詫間（2000）による"Jichi Medical School ソーシャルサポートスケール（JMS-SSS）"

公衆衛生の領域で活用されている尺度である．同尺度は，公衆衛生学的調査を念頭に置き，一般の地域住民対象の調査で用いることを意図して開発された．特徴として，①日本の実情をふまえた内容が質問項目等に配慮されていること，②幅広い年齢層の成人男女への適用が可能であること，があげられる．

（5）"情緒的支援ネットワーク尺度"

宗像・仲尾・藤田・諏訪（1986）によって作成された尺度である．同尺度は，ストレスやストレスに関する認知を軽減させることを対象とした研究で活用されることが多い．また，分野としては公衆衛生，医療看護の領域で多く用いられている．対象者は，青年，成人である．

第3節　ソーシャルサポートと諸要因の関係

1　ソーシャルサポートと性格要因の関係

　ソーシャルサポートとサポートの受け手の性格要因との関連に関する検証はまだ十分に行われていない．宮崎・小玉（2000）は，我が国のソーシャルサポート研究とその課題について論じた中でソーシャルサポートとどのような性格特性が関連するかを検討していくことが課題として残されていると述べている．浦（1992）は望ましいサポートネットワークの中にいても，その場の中で効果的なサポートシステムを構成できるかということについては，ソーシャルサポート過程におけるパーソナリティの影響について理解する必要があるとしている．Sarason et al.（1983）は質問紙のSSQ（Social Support Question）を用いて，サポートの送り手の人数や送り手から得られたサポートに対する満足の程度を回答するSSQの得点が外向性や自分の未来・過去についての楽観的な見方と関連することを見いだしている．また，Lakey & Cassady（1990）はISEL（Interpersonal Support Evaluation List），ISSB（Inventory of Socially Supportive Behaviors）を用いて，サポートの利用可能性を調べた結果，ISELの得点は自尊心の高さと高い正の相関を，否定的な世界観と高い負の相関を示しており，さらに受容されたサポートの程度を示すISSBの得点は自尊心や否定的な世界観といったパーソナリティ変数とは相関が示されなかったとしている．

　このことから，性格要因が与える影響は，サポートの利用可能性や受容されたサポートの程度で示されるサポートの次元によって異なることが推測される．日本では，藤原・狩野（1993）がソーシャルサポートの質問紙とY-G性格検査を用いて，与えられるサポートの効果には，性格による差異は特に認められなかったことを報告しているのみである．しかしソーシャルサポートの複数の次元のサポートと性格要因との関係は検証されていない．また，

精神的健康も含めた性格要因とソーシャルサポートとの因果関係も検討されていない．そこで，本研究では，性格要因とソーシャルサポート，精神的健康との関連を検討し，得られた知見からモデルを設定し，共分散構造分析を用いてそれぞれの要因間の因果構造を明らかにすることを目的とした．

ところで，精神的健康は，ストレスの程度や心身の不調感まで含む幅広いものである．ソーシャルサポートと精神的健康との関連を検討する場合，抑うつや不安が精神的健康度の測定に含まれる先行研究（和田，1992，緒賀，1991）や抑うつ，落ち込みが精神的健康度の測定に含まれる先行研究（森・堀野，1991）があり，片受・庄司（2000a，2000b）の研究でも抑うつ，不安を精神的健康度の指標として用いたことから，本研究では精神的健康度を抑うつ，不安の両者からなるものとして，操作的に定義することとした．

2　ソーシャルサポートの認知についての研究

現在，ソーシャルサポートの測定には質問紙が用いられており，我が国においても学生用ソーシャル・サポート尺度（久田・千野・箕口，1989）が作成されている．しかし，質問紙を用いた方法は回答が本人の認知を通しているため，送り手がサポートを与える意図がある行動を与えても受け手がその行動をサポートと認知しなければ，質問項目への回答としてサポートを与えられたとは答えないことが推測される．例えば，サポートの受け手が"励まされたい"という欲求が強く，送り手が励ます言葉かけをしても，受け手がそれをサポートと認知（知覚）しない場合も考えられる．そのようなことが起こる要因として，サポートを認知しにくい者は日常からサポートを受けるという体験が少ないのか，あるいはそのような要因は関与していないのかという点について検討する必要があると考えられる．

サポートの送り手と受け手の知覚の一致について，尾見（2002）は，"相互交渉場面における送り手と受け手の知覚を同時に扱う研究は，データ収集が難しく，送り手と受け手との間でのサポート知覚の一致／不一致に関する

研究は，ソーシャルサポート研究の膨大な蓄積に比べればかなり少ないと言える"としている．Lakey & Cassady（1990）は ISEL（Interpersonal Support Evaluation List），ISSB（Inventory of Socially Supportive Behaviors）を用いて，ソーシャルサポートの認知可能性を低く認知する人は，それを高く認知する人と比較して，他者の支持的行動をそれほど助けになるとは評価せず，肯定的に評価された支持的行動をあまり思い出さないという結果を得ている．これは，サポートの入手可能性の認知とサポートの受け取り方に差が生じることを示していると考えられる．サポートの認知に関して稲葉（1998）は，知覚されたサポートが現実の対人的相互作用から全く独立に形成されるのか，現実の対人的相互作用を反映するのか，という"知覚されたサポートの形成メカニズム"に関する問題は残されているとしている．つまり，サポートをどの程度受け取ったかという受け取ったサポートの評価は，実際に行われたサポートの行動を示しているのか，あるいは本人の認知によって異なる部分が大きいのかどうかという点は明らかにされていないということである．

　さらに，尾見（2002）は中学生を対象としてサポートの知覚の一致率について母親（保護者）とその子どもを対象にして，質問項目を用いて特定的事実符号性や単純一致率，不一致のパターンについて検討した．その中でサポートの一致率について"多くのサポート場面で学年による違いが見出されず，中1〜中3という狭い学年差では，明確な変化は現れないかもしれず，今後，小学生や高校生のデータも含めた形での検討が望まれる"としている．サポートの一致率については，学年（年齢）等の属性による変化に注目することも必要であると思われる．

　以上の知見を踏まえて，本研究ではサポートの受け手がサポートを与えられた場合にそれをどの程度サポートを受けたと認知するかというサポートの認知量をできるだけ現実場面に即した方法で測定することを試みた．厳密にサポートの認知を測定するには，サポートを相互に送り，受け取る場面を設定し，送り手が与えたサポートに対してそれを受け手がどの程度サポートと

認知したかということを測定する方法が望ましい．しかしながら，そのような場面を設定したり，日常生活の中で，測定を行うことは方法的に困難である．

そこで，本研究ではサポートの認知を測定する基礎的な研究として，サポート場面の写真を提示し，その写真に対してどの程度その場面をサポートと認知するかということから，サポートの認知量を測定することとした．

第4節　第1章のまとめ

本章では，さまざまな研究領域において検討されてきたソーシャルサポートに関わる理論的概念を概観した．本章から得られた知見では，まず，ソーシャルサポートにはさまざまな定義があり，ソーシャルサポートを構成するサポートのタイプも，多くの知見が得られており，統一されたものはないということがいえる．したがって，ある集団についてのソーシャルサポートを研究しようとする際には，その集団固有のソーシャルサポートの尺度やタイプから検討する必要があると考えられる．ライフサイクルで考えると，小学生は小学生なりの大学生は大学生なりのサポートを測定する尺度があると考えるのが妥当であろう．また，その下位尺度を構成するタイプも集団特有のタイプがあると考えるのが妥当である．

ライフサイクルから研究を概観すると，小学生，中学生，高校生，大学生等を対象にしたソーシャルサポートの研究は多いが，勤労者を対象にしたサポートに関する研究は数が少ない．このことは，勤労者を対象とするとデータが取りにくいということも関連しているだろうし，学校現場でのストレスや不適応の問題がまず社会で問題となり，勤労者の心の健康やストレス，ストレスを緩和する要因としてのソーシャルサポートという面が注目されてこなかったことと関連していると思われる．あるいは，成人になったらあまり人に頼らず，自分のことは自分で解決することがいわゆる大人であると考え

られてきた日本の組織風土も影響しているのかもしれない．

　しかし，勤労者の心の健康とストレスを緩和する要因として，現在，勤労者のソーシャルサポートについて研究を深める時期にきていると考えられる．前述したように，勤労者を対象にソーシャルサポートの研究をする場合は，自由記述から質問項目を作成し，現在の勤労者の実態に即した勤労者用のソーシャルサポート尺度を作成し，勤労者のソーシャルサポートのタイプから検討する必要があると考える．

　次に，メンタルヘルスに影響するソーシャルサポートの側面として，ソーシャルサポートの互恵性と満足感の問題がある．

　すなわち，サポートを構成する次元には，サポートへの欲求，受け取ったサポート，サポートへの満足感等があるが，それぞれの次元間の関連やサポートの各次元が他の次元にどのような影響を与えるのかは十分に検証されていない．例えば，サポートの欲求の高低と受け取ったサポートの高低の組み合わせとサポートの満足感との関連等，サポートの次元間の関係が他のサポートの次元にどのように関連するかを検討した研究はなされていない．サポートを考える場合，本人がサポートを受けたいという欲求が高いときにサポートを与えると満足感が高いのか，あるいはサポートの欲求の高低に関係なく，サポートの満足感は得られるのか，またそれが精神的健康にどのような関わりを持つのかということは非常に大切な視点であると思われる．

　さらに，サポートと関連する要因として，サポートの受け手が与えられたサポートをどの程度サポートとして認知できているのか，年代等による差異はあるのか，また，サポートが効果的に作用する性格要因があるのか等の問題も，勤労者を対象として検討する必要があろう．職場では上司が部下を励ますというサポートを与えたとしても，それを全くサポートとして認知しなければ，与えたサポートの意味はないだろうし，性格特性によってサポートの効果が異なれば，それぞれの性格を念頭に置いた上でサポートを与えることで，職場全体のサポート量が多くなり，健康な組織作りに役立つと考えら

れる.

　さらに，サポートは主に受け手の側からとらえられてきたが，勤労者を対象とする場合，サポートをどの程度与えているのか，それは年代等によって異なるのか，ソーシャルサポートと関連があるのかという視点も大切であると考える.

　職場におけるサポートの互恵性については，ソーシャルサポートと与えるサポートを測定し，サポートを多く与えた方がサポートが返って来やすいのか，あるいはそうでないのか，その点を検討することも，サポートが多く心の健康が維持しやすい組織作りへの参考となる視点であると考える.

第2章 本研究の目的

　従来のソーシャルサポートに関連する研究を概観する中で，次のような問題が考えられた．

　（1）勤労者に特化したソーシャルサポート尺度が作成される必要性がある．我が国では，小牧・田中（1993）が作成した"職場用ソーシャル・サポート尺度"が，活用されている．しかし，同尺度の問題点としては，質問項目が Sarson, Levine, Basham & Sarason（1983）によって開発された Social Support Question（SSQ）や Cohen & Hoberoman（1985）の International Support-Evaluation List（ISEL）によっているということである．それらの質問項目は，日本の職場での対人関係に応用できるように削除修正して作成されたという経緯がある．そのため，日本の勤労者のサポートの実態を反映するよう十分吟味を加えたとは言い難い面があるのではないかと思われる．

　また，同尺度は質問形式として，サポート源を上司・先輩・同僚に限定し，サポート源別に13～15項目の質問項目を調査対象者に回答してもらうという形式をとっており，サポート源が限定されてしまうという問題がある．そして，サポートの質問内容については，情緒的なものと道具的なものを含むとされているだけであり，サポートのタイプが明確に区分けされていないことも，勤労者の精緻化されたソーシャルサポートの研究に十分な対応がなされていない点であると考えられる．さらに同尺度は，知覚されたサポートのみを測定する尺度である．現在の勤労者の現状を考えた場合，"上司が職場をうまく管理している場合や，必要に応じて部下の相談にのってくれる場合，つまり上司の支援が高い場合に仕事のストレスは少なくなる．また，一緒に仕事をしている職場の同僚が困った時に助言をしてくれたり，相談にのってくれたりする場合，同僚の支援が高い場合に仕事のストレスは少なくなる"

（小田切・下光，2006）との報告にあるように，現在は，"実行されたサポート"が重視され，ストレス軽減や精神的健康との関連が検討されている．

　上記の点を考えた場合，Azuma & Kasiwagi (1987) や森・堀野 (1992) がそれぞれの分野で行ったように，①勤労者の自由記述からサポートを表現する場面を収集し，それをもとに尺度を作成すること，②サポートのタイプ（下位尺度）によって，サポートが各種要因に与える影響も異なってくることが予想されることから，サポートのタイプも考慮に入れて尺度を作成することが望ましいこと，③実行されたサポートを中心とした尺度が現状に即していること，の3点の特徴を有している尺度が望ましいと考えられる．しかし，現状の尺度では上記3点の特徴を有しているとは言えず，勤労者のソーシャルサポートやサポートと各種要因を検討するには不十分であると思われる．

　（2）勤労者のサポートへの欲求，実行されたサポート，サポートへの満足感という一連の次元間の関係や差異を厳密に扱った研究が存在しない．たとえ，勤労者以外を対象とした研究であっても，異なる次元間を同一のソーシャルサポート尺度や同じ質問項目で扱った研究は少ない．

　（3）勤労者を対象としたサポートへの満足感を，サポートとへの欲求と実行されたサポートとの関係から論じた研究は数が少ない．また，サポートへの満足感と精神的健康を検討した先行研究も少数である．

　（4）サポートの受け手の性格について検討した研究が少ない．特に，勤労者について扱った研究は少ない．

　（5）ソーシャルサポートを与えてもそれを受け手がサポートを受けたと認知しなければ，ソーシャルサポートの効果はないと考えられる．よって，サポートの認知に関する研究が必要である．

　以上のことを検討する必要が考えられる．

　本研究におけるソーシャルサポートに対する基本的な考え方は，次のようなものである．勤労者は，職場で職務遂行する中で，さまざまなストレスに晒されている．しかし，周囲からさまざまなソーシャルサポートを受け，し

かもそれを受け取ったと認識し，それに満足することは，ストレスによる影響を緩和し，メンタルヘルスに望ましい効果をもたらすであろう．しかも，勤労者は職場のさまざまな人間関係の中でソーシャルサポートを受けるだけではなく，サポートを与える存在でもある．勤労者のメンタルヘルスには，受け取るサポートだけではなく与えるサポートも関連していると考えられる．

したがって本研究では具体的に次の4点が検討される．

（1）**勤労者用ソーシャルサポート尺度の作成**

まず，現在の勤労者のサポートの実態を反映し，サポートのタイプ等も考慮に入れた，勤労者のサポートの構造やサポートと各種要因との関連の検証に十分こたえうる，勤労者独自の，勤労者用のソーシャルサポート尺度を作成する．

（2）**ソーシャルサポートの各次元及び精神的健康との関連**

また，勤労者のソーシャルサポートの実態が明らかにされていないため，ソーシャルサポートをサポートへの欲求，受け取ったサポート，サポートへの満足感の3つの次元から捉え，次元間の関係を検討する．その上で，ソーシャルサポートと精神的健康度との関連を調べる．

（3）**与えるサポートについての実証**

ソーシャルサポートはサポートの受け手に関しての研究がほとんどであり，サポートの送り手を対象とした研究は数が少ない．しかし，勤労者はサポートの受け手であると同時に送り手でもある．この視点からの検討が必要と考えられる．そこで，勤労者がどの程度サポートを与えているのか，その実態を検証する．

（4）**与えるサポートと精神的健康及び受け取ったサポートとの関連**

与えるサポートについての実証を基礎データとして，与えるサポートとソーシャルサポートの互恵性や与えるサポートと受け取ったサポートの衡平状態が，個人の精神的健康に与える影響について検討する．

（5）ソーシャルサポートと性格要因及び精神的健康との関連

　ソーシャルサポートと性格要因との関連は，特に勤労者においては研究されていない．個人の性格特性によりサポートを受けやすい場合もあるかもしれないし，その逆の可能性も考えられる．サポートと性格要因との関連，またそれに付随してサポートと性格要因が精神的健康にどのように関わりを持つかについて検討する．

（6）ソーシャルサポート場面の受け手の認知及び精神的健康に関する検討

　ソーシャルサポートの認知に関する研究はあまり見られない．自分が実行されたサポート量が少ないと訴える人でも，第三者から観察するとサポートを受けているのだが，本人がそれを意識しないだけかもしれない．サポートの受け手の認知の問題とまた，精神的健康との関連を絡めて検討する．

　なお，本研究におけるソーシャルサポート，ソーシャルサポートの次元・タイプおよび精神的健康度の操作的定義は次の通りである．

　ソーシャルサポート：他者からの何らかの援助があり，援助を受けている，あるいは受け入れると本人が認知していること．それによって本人が何らかの利益あるいは望ましい効果が得られる可能性があること．

　サポートへの欲求：サポートの受け手が送り手に要求したいと考えているサポート．

　受け取ったサポート：サポートの受け手が送り手から実際に受け取ったサポートであり，実行されたサポートと同義である．

　サポートへの満足感：実行されたサポートに対する受け手の満足感

　与えるサポート：サポートを与えるという意志があり，サポートの受け手に向けて自発的に発せられたサポート．

　情緒的サポート：悩みごとを相談したり，困ったときに共感してくれるような精神的なサポート（先行研究の社会感情的援助，尊重的サポート，評価的サポート，自尊的サポート，尊重的推奨，心理的タイプ，感情的サポート，傾聴，元気づけるまたは慰める等に対応する）

情報的サポート：仕事に対するアドバイスを与えてくれたり，分からないことがあったときに教えてくれるような情報を示したり，指導をしてくれるようなサポート（先行研究の直接的指導，認知的指導，認知的助言，問題解決志向的サポート，行動的対処の援助，問題に対する新しい見方の提供，アドバイスの提供等に対応する）．

道具的サポート：物やお金を貸してくれたり，仕事を手伝ってくれるといった労力的なサポート（先行研究の道具的援助，物質的援助，具体的助力，実体的サポート，実際的サポート，実用的サポート，道具手段的サポート，他の援助者を紹介する等に対応する）．

娯楽的サポート：一緒に遊びに行ってくれる，飲みに誘ってくれるといった娯楽に関するサポート（先行研究の娯楽関連的サポートに対応する）．

精神的健康度：うつ状態・不安で表される精神面の健康状態．

なお，本論文の構成図を Figure 2-1 に示した．

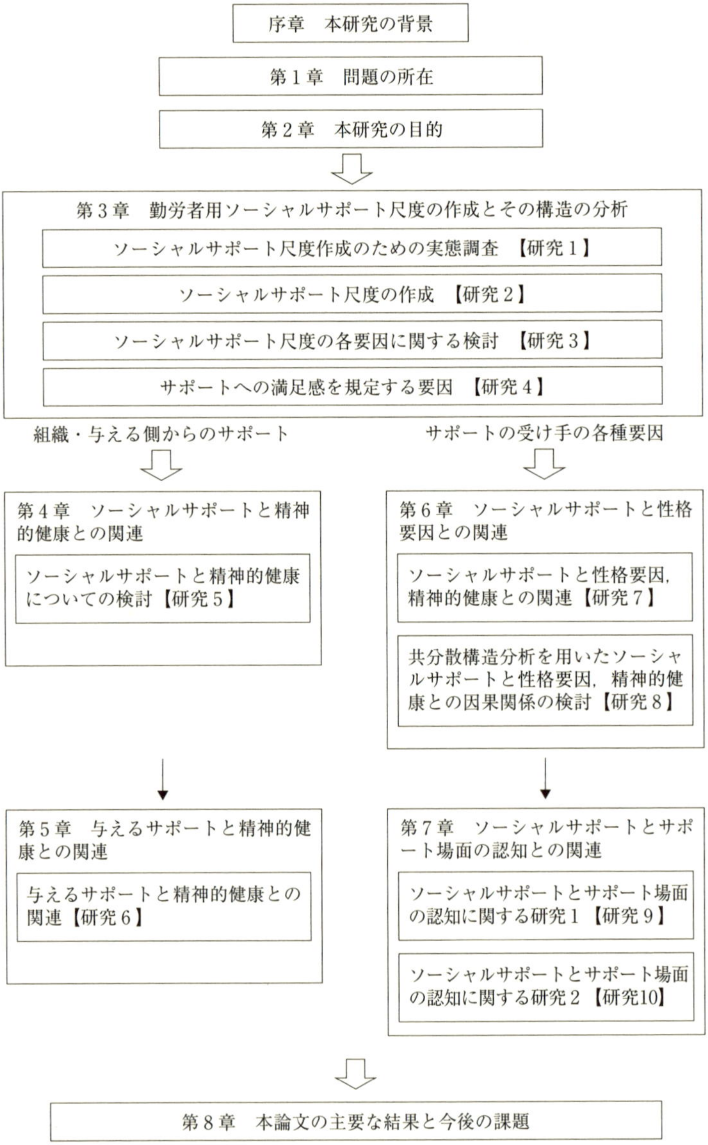

```
序章　本研究の背景
　　　↓
第1章　問題の所在
　　　↓
第2章　本研究の目的
　　　⇩

第3章　勤労者用ソーシャルサポート尺度の作成とその構造の分析
　ソーシャルサポート尺度作成のための実態調査【研究1】
　ソーシャルサポート尺度の作成【研究2】
　ソーシャルサポート尺度の各要因に関する検討【研究3】
　サポートへの満足感を規定する要因【研究4】
```

組織・与える側からのサポート　　　　　　サポートの受け手の各種要因
　　　⇩　　　　　　　　　　　　　　　　　　⇩

第4章　ソーシャルサポートと精神的健康との関連
　ソーシャルサポートと精神的健康についての検討【研究5】

第6章　ソーシャルサポートと性格要因との関連
　ソーシャルサポートと性格要因，精神的健康との関連【研究7】
　共分散構造分析を用いたソーシャルサポートと性格要因，精神的健康との因果関係の検討【研究8】

　　　↓　　　　　　　　　　　　　　　　　↓

第5章　与えるサポートと精神的健康との関連
　与えるサポートと精神的健康との関連【研究6】

第7章　ソーシャルサポートとサポート場面の認知との関連
　ソーシャルサポートとサポート場面の認知に関する研究1【研究9】
　ソーシャルサポートとサポート場面の認知に関する研究2【研究10】

　　　　　　　　　　⇩

第8章　本論文の主要な結果と今後の課題

Figure 2-1　**本論文の構成図**

第3章　勤労者用ソーシャルサポート尺度の作成とその構造の分析

第1節　ソーシャルサポート尺度作成のための実態調査
【研究1】

　第3章では，まず，自由記述で勤労者のソーシャルサポートの資料を収集し，ソーシャルサポートのカテゴリー化を行うこと，及びソーシャルサポートの予備尺度を作成する．そして，ソーシャルサポートのリストとその分類に基づき，ソーシャルサポート項目群の構造を分析して，勤労者用のソーシャルサポート尺度を作成する．またこの尺度の信頼性を検討する．

1　目的
　勤労者用ソーシャルサポート尺度を作成するために，勤労者が実際にどのようなソーシャルサポートを受けた経験があるかということを，サポートを受けた体験を自由記述する質問紙を通して明らかにし，予備尺度を作成するための質問項目を作成することを目的とした．

2　方法
　調査対象者：調査対象者は，T大学大学院修士課程（社会人対象夜間修士課程）に在籍する勤労者31名（男性15名，女性16名）．年齢分布は27〜62歳である．勤務先は，会社員10名，教員（短期大学，高等学校，小学校，幼稚園）7名，各種団体職員（相談，援助を主な仕事とする団体等）6名，公務員4名，その他（看護婦，福祉施設職員等）4名である．

調査用紙：自分が過去に受けたソーシャルサポートに関する体験を自由記述する質問紙である．

　用紙の構成は，Ａ４サイズの用紙１枚に"あなたが過去に「職場の上司」・「同僚・部下・後輩」，「友人」，「家族」，「その他の人」から受けた援助（サポート）で有益だったことについて，教えてもらいたいと思います．①誰が，②どんなときに，③どんなことを（どんなふうに）の３点を明記して，記述欄に記入してください"と質問内容を冒頭に記述し，自由記述の回答欄を10個設けた．回答欄は，１～10の数字を冒頭に付したアンダーラインを引いたのみである．

　また，用紙の質問内容の上に職業，年齢，性別の記入欄を設け，記名はなしとした．

　手続き・時期：調査用紙を著者が調査対象者に対して個々に調査日の日中に直接配布した．記入はその日の夜までとし，指定の回収箱に用紙を入れることにより回収を行った．回収方は調査用紙に明記してある．また，31名のうち９名の対象者には用紙を郵送により送付し，著者宛に返送してもらうことにより回収した．調査実施時期は1995年５～６月である．

3　結果及び考察

　ソーシャルサポートの内容は，計149件の回答が得られた．得られた回答について，心理学の専門家２名によって，KJ法による分類を行った結果，４つのタイプにカテゴリー化がなされ，それぞれ，情緒的サポート，情報的サポート，道具的サポート，娯楽的サポートと命名した（Table 3-1）．

　４つのタイプの内容を検討すると，同僚が仕事を引き受けてくれた・仕事上のトラブルの際に上司が代わりに交渉にあたってくれた・部下が書類を定期的に送付してくれたといった道具的サポートが最も多くあげられ，次に情報的サポート，情緒的サポートの順であった．娯楽的サポートは比較的少数であったが，ソーシャルサポートであるとして記述する回答が得られた．道

Table 3-1　自由記述のまとめ　N＝31　　　　（のべ回答149）

タイプ	回答数	%
情緒的	35	23.5
情報的	40	26.9
道具的	68	45.6
娯楽的	6	4.0
合　計	149	100.0

具的サポートが多くあげられたことは，仕事をすることが勤労者の務めであり，そのことに対する援助が一番多く自分の体験としてあげられたと考えることができよう．

　次に，予備尺度の質問項目の作成を行った．まず，自由記述の内容を検討し，特殊な仕事に従事しているために得られるサポートや日常生活で体験することが少ない事柄は，適当でないとした．質問項目として選定した基準は，
　①実際に多くの人が体験するであろうこと
　②勤労者にふさわしい質問であること
の2点である．項目によってはある程度内容を一括して具体性を落とす等の作業を加え，28項目からなる勤労者用ソーシャルサポートの予備尺度を作成した．下位項目は，情緒的サポート12項目，情報的サポート7項目，道具的サポート4項目，娯楽的サポート5項目である．

　回答に明記された，①誰が，よりサポート源について集計を行った．サポート源には，家族，職場の同僚，職場の上司，職場以外の友人・知人が多く見られた（Table 3-2）．このことから，サポート源を測定する項目は，上司，同僚・社内の友人・先輩，家族，社外の友人とした．また，誰もサポートをしてくれる人がいないという被験者がいることも想定して，サポート源に"いない"を付け加えることとし，サポート源は全部で6項目とした．

　Table 3-2より，勤労者のサポート源は家族が最も多く，次に職場の同僚・部下，職場以外の友人，職場の上司の順であった．これらをまとめると，

Table 3-2 サポート源の総数及び%

サポート源	回答数	%
職場の上司	25	16.8
職場の同僚・部下	33	22.1
職場の友人等	6	4.0
家　族	45	30.2
職場以外の友人・知人	28	18.8
その他	12	8.1
合　　計	149	100.0

　勤労者のサポート源は，家族，友人，知人など職場以外の人がほぼ50％，上司，同僚・部下などの職場関係者が40％となっており，職場以外の人が若干多いものの，ほぼ二分していると言える．

第2節　ソーシャルサポート尺度の作成【研究2】

1　目的

　研究1で作成した予備質問項目をもとに，勤労者用ソーシャルサポート尺度を作成することを目的とした．

2　方法

調査にいたる経緯，調査対象者，調査方法

　大手電機メーカーの機械の製造，修理工場の産業医をしている医師（精神科医：以下，A医師とする）に仲介者を通して，データの収集を依頼した．A医師とは著者が会い，データの収集方法や調査対象者の状況について必要な事項を話し合った．A医師の話によると，工場の勤務者の定期健康診断（労働安全衛生法の規定による診断）時に，精神，身体的な健康状態等を調査するアンケート形式の5～6枚程度の問診票の提出を求めているということであった．また，その問診票の中には，精神的な健康状態の把握のため，SDS

(Zung（1965）の自己評価式抑うつ尺度の日本語版，20項目，4段階評定．得点は20点～80点．）及びSTAI（Spielberger, Gorsuch & Lushene（1970）の特性不安尺度の日本語版，20項目，4段階評定．得点は20点～80点．）は，含まれているということであった．

　ソーシャルサポートに関する調査票も，問診票の中に入れるという方式であれば，データの収集が可能ということであったため，問診票内に質問紙を入れるという方式で，データの収集を依頼した．したがって，調査対象者にはソーシャルサポートに関する調査ということは分からず，問診票の中の1つのアンケートという位置づけになる．データを取れる人数は，500名分ということであった．データは，健康診断が終了後に入力業者に問診票等の結果の入力を依頼するとのことであったため，結果は，回答が数字で入力された形式の電子データで，フロッピーディスクにより受領した．入力されたデータは，各対象者についての性別，年齢，勤続年数等の属性とソーシャルサポートの質問紙の回答結果，SDS，STAIの回答結果である．以下に調査対象者の属性について示す．

　職業：製造業の会社に勤務する会社員（正社員）．

　調査対象者の勤務する会社：大手電機メーカーとして一般に知られている企業である（以下，A社と表記）．

　対象者の勤務先：A社の機械の製造，修理の工場に勤務する者である．調査対象者の勤務先は，A社の工場が多く集まっている地域であり，対象者は，その中の1つの工場（以下，B工場と表記）に勤務している者である．

　調査対象者の人数等：B工場に所属する社員500人である．1名データに不備があったため，データから削除し，分析の対象人数は499人（男性476名，女性23名），有効回答率は99.8％となった．年齢は19～59歳，勤続年数は1年未満～39年である．

　年齢構成は，Figure 3-1に示されている．

　調査対象者の仕事内容等：調査を依頼したA医師によると，"調査対象者

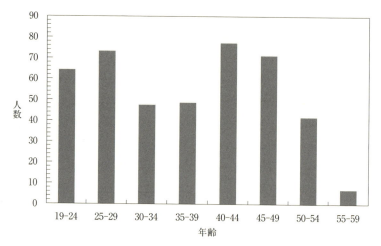

Figure 3-1　年齢分布

のうち，男性は，機械の製造，修理を担当するいわゆる工員であり，女性は，工場内の事務を担当する者である．例外的に男性の中に営業を担当する者等，工員以外の仕事をする者が含まれているかもしれないが，可能性は低く，男性は工員に関するデータ，女性は事務を担当する者のデータと考えて良い"とのことであった．役職については，対象者が現場で作業する者であり，明確な役職の区分けはないようであったため，役職に関するデータの収集は依頼しなかった．

調査方法：前述のようにソーシャルサポートに関する質問紙は，定期健康診断時の問診票に含まれているため，調査対象者は，健康診断前に問診票を記入し，健康診断受診時に問診票を提出する．以上の方法でデータは収集された．調査時期は1995年7月である．

調査用紙：予備調査で作成したソーシャルサポートの調査票．B工場の定期健康診断時の問診票に含まれている．

質問項目等は，"あなたが職場の問題で困っているときや落ち込んでいる時などに，あなたの周りの人（同僚，友人，職場の上司，家族，その他の人など）

は，あなたにどのようなことをしてくれるか"について，ソーシャルサポートの予備尺度の28項目について，それぞれ①そのようなことを実際にどのくらい受けているか，②最もしてくれる人は誰か，③その事にどれくらい満足しているか，④本当にしてもらいたいと思っているか，について質問した．①，③，④の質問については，"十分に受けている（満足している），非常にして欲しい"4点から"全く受けていない（満足していない），全くして欲しくない"1点までの4件法で評価してもらった．②の質問では，"上司"，"同僚・社内の人・先輩"，"家族"，"社外の人"，"その他"，"いない"から1つを選択する方式である．

作成された尺度のソーシャルサポートについては，各質問項目ごとに"そのようなことを実際にどのくらい受けているか"（受け取ったサポート），"その事にどれくらい満足しているか"（サポートへの満足感），"本当にしてもらいたいと思っているか"（サポートへの欲求），の3つの次元について質問している．各質問については，"十分に受けている（満足している），非常にして欲しい"4点から"全く受けていない（満足していない），全くして欲しくない"1点までの4件法の評価である．

3　結果及び考察

ソーシャルサポートの回答結果について"受け取ったサポート"をもとに尺度を作成し，その後，ソーシャルサポートの構造について分析をおこなった．

（1）因子分析

①因子分析前の項目の除去

平均点が1.5未満または3.5以上の項目は，分布に偏りがあると判断し除去することにしたが，該当する質問項目はなかった（Table 3-3）．

また，項目相関が.70以上で項目内容が類似しているものは，一方の項目を除去することとした．"気持ちを落ち着かせてくれる"と"落ち込んでい

Table 3-3　ソーシャルサポート項目の平均点と標準偏差

ソーシャルサポート項目	M	SD
情緒的サポート		
1. 励ましてくれる	2.55	0.88
2. 相談にのってくれる	2.56	0.89
3. 悩みやグチを聞いてくれる	2.51	0.88
4. あなたの問題に関心を持ってくれる	2.46	0.89
5. あなたの良いところをほめてくれる	2.45	0.86
6. あなたを理解してくれる	2.70	0.82
7. 個人的な話を聞いてくれる	2.70	0.87
8. あなたを評価してくれる	2.60	0.81
9. 本気で心配してくれる	2.73	0.92
10. 気持ちを落ち着かせてくれる	2.59	0.87
11. 信頼してくれる	2.81	0.81
12. 落ち込んでいるとき慰めてくれる	2.57	0.87
情報的サポート		
13. どうしたら良いか助言してくれる	2.47	0.85
14. 相談にのってくれる	2.56	0.89
15. 必要な情報を与えてくれる	2.60	0.84
16. 決心がつかないときアドバイスをしてくれる	2.58	0.87
17. 新しいことを学びたいとき教えてくれる	2.50	0.88
18. 間違いがあったとき指摘してくれる	2.90	0.78
19. 分からないことがあるとき教えてくれる	2.91	0.79
道具的サポート		
20. 何か手伝ってくれる	2.51	0.87
21. お金が必要となったとき貸してくれる	2.02	1.05
22. 必要な物を貸してくれる	2.53	0.94
23. あなたの失敗をカバーしてくれる	2.60	0.87
娯楽的サポート		
24. 一緒に遊びに出かけてくれる	2.51	1.04
25. 気軽に雑談してくれる	2.88	0.86
26. カラオケやお酒を飲みに連れていってくれる	2.24	0.95
27. 一緒にいて楽しい時間を過ごしてくれる	2.68	0.93
28. 趣味の話ができる	2.88	0.86

るとき慰めてくれる"の項目相関が.740であった．各質問項目の平均点，標準偏差を検討したが値がほぼ等しかった．このため，"気持ちを落ち着かせてくれる"のほうが，"落ち込んでいるとき慰めてくれる"より場面が限定されず，実行されやすいサポートと考え"落ち込んでいるとき慰めてくれる"を除くこととした．以上より，1項目を除去し，残り27項目とした．

　この結果より，最も平均点の高い項目は"分からないことがあるとき教えてくれる"の $M=2.91$　$SD=0.79$ であり，次に高い項目は，"間違いがあったとき指摘してくれる"の $M=2.90$　$SD=0.79$，3番が"気軽に雑談してくれる" $M=2.88$　$SD=0.86$ と"趣味の話ができる"の $M=2.88$　$SD=0.86$，以下"信頼してくれる"，"本気で心配してくれる"の順であった．周（1993）の調査研究によると，在日中国系留学生の必要とする，または受け取ったソーシャルサポートの1位は"他の人の行動や態度などに感じた不満について，相談にのったりしてくれる"，"仲間（集団や研究室や友人）の一員として受け入れて，自分に関心を示してくれる"，"みなと付き合ううえでのトラブルや誤解があるときに，私の立場や悩みを理解したり，相談にのってくれる"の心理的タイプのサポートであった．2位は"試験，レポート，研究についての情報を提供してくれたり，体験を話したりしてくれる"と"学校を休んだときなど，授業の進み具合や宿題などについての情報を提供してくれたり，連絡をしてくれる"の情報的タイプのサポートであり，3位は"留学生に対するアルバイト，奨学金，活動などの情報を提供してくれる"と"日常生活（食，衣，住など）で，分からないことや様々な情報を教えてくれる"の情報的タイプのサポート及び"研究や勉強のための道具（本，ノート，コンピュータ，ワープロなど）を貸してくれる"と"研究や勉強のための資料検索などを手伝ってくれる"の物質的タイプであった．周（1993）の調査と今回の調査では，平均点が高いソーシャルサポートの質問項目にあまり共通性が見られなかった．留学生と勤労者のサポートの傾向の差が反映されたものと考えられる．

②第1回因子分析

　SPSSの因子分析プログラムを使用し，27項目の反応値について，主因子法による因子分析を行った．固有値が1.0以上の4因子を抽出し，更にバリマックス回転を行った．その結果"あなたの問題に関心を持ってくれる"の項目は，情緒的サポートとして位置づけていたが，第1因子（情緒的）負荷量が.46，第2因子（情報的）負荷量が.48という結果であり，因子的に曖昧であったため除去した．質問がやや抽象的であったため，前述のような結果が示されたと考える．今後は"あなたの仕事上の問題に関心を持ってくれる"等のように，問いかたに工夫が必要である．

③第2回因子分析

　26項目の反応値について4因子を指定し，第1回因子分析と同じ条件で因子分析を行った．その結果，"気軽に雑談してくれる"の項目は，娯楽的サポートとして位置づけていたが，第2因子（情報的）負荷量が.46，第1因子（情緒的）負荷量が.36，第4因子（娯楽的）負荷量が.28という結果であり，他の因子に負荷量が高いため除去した．また，"趣味の話ができる"の項目は娯楽的サポートとして位置づけていたが，第1因子（情緒的）負荷量が.48，第4因子（娯楽的）負荷量が.34という結果であり，他の因子に負荷量が高いため除去した．娯楽的サポートは，情緒的や情報的な面を多分に含んでいるため，他の因子に負荷量が高くなったと考える．

④第3回因子分析

　24項目について再度因子分析を行った．結果の因子パターン行列は，Table 3-4に示す通りである．第1因子は"信頼してくれる""あなたを理解してくれる""あなたを評価してくれる"などの9項目からなり，"情緒的サポート"で構成されている．

　第2因子は"問題解決方法についてアドバイスをしてくれる""どうしたら良いか助言してくれる""相談にのってくれる"などの6項目からなり，"情報的サポート"で構成されている．

Table 3-4 ソーシャルサポート項目の因子パターン行列

ソーシャルサポート項目	因子1	因子2	因子3	因子4
27. 信頼してくれる	.701			
19. あなたを理解してくれる	.667			
22. あなたを評価してくれる	.659			
26. 気持ちを落ち着かせてくれる	.628			
23. 本気で心配してくれる	.619			
17. あなたの良いところをほめてくれる	.589			
20. 個人的な話を聞いてくれる	.525			
24. あなたの失敗をカバーしてくれる	.516		(.412)	
18. 間違いがあったとき指摘してくれる	.406			
6. 問題解決方法についてアドバイスをくれる		.751		
2. どうしたら良いか助言してくれる		.708		
4. 相談にのってくれる		.697		
8. 決心がつかないときアドバイスをしてくれる		.665		
5. 必要な情報を与えてくれる		.618		
1. 励ましてくれる		.477		
16. 必要な物を貸してくれる			.685	
15. 新しいことを学びたいとき教えてくれる			.575	
21. 分からないことがあるとき教えてくれる	(.437)		.496	
14. お金が必要となったとき貸してくれる			.447	
9. 何か手伝ってくれる		(.417)	.433	
3. 一緒に遊びに出かけてくれる				.653
12. 一緒にいて楽しい時間を過ごしてくれる	(.441)			.639
10. カラオケやお酒を飲みに連れていってくれる				.461
11. 悩みやグチを聞いてくれる				.457
固有値	11.28	1.10	0.69	0.65
寄与率	47.0	4.6	2.9	2.7

　第3因子は"必要な物を貸してくれる""新しいことを学びたいとき教えてくれる""分からないことがあるとき教えてくれる"などの5項目からなり,"道具的サポート"で構成されている.

　第4因子は"一緒に遊びに出かけてくれる""一緒にいて楽しい時間を過ごしてくれる""カラオケやお酒を飲みに連れて行ってくれる"などの4項目からなり,"娯楽的サポート"で構成されている.

尺度の得点は各次元ごとに算出する．たとえば，"そのようなことを実際にどのくらい受けているか"（受け取ったサポート）については，24の各質問項目において，4件法で選択された数字を各質問の受け取ったサポートの度合いを示す得点とし，各質問項目の選択された数字の合計点を受け取ったサポート量を示す数値として使用した．得点範囲は，24項目についてすべて1を選択した場合は，24点（最低得点）となり，すべて4を選択した場合は，96点（最高得点）となる．得点範囲は，24点から96点であり，点数が高いほど受け取ったサポートを多く受けていると解釈する．

"その事にどれくらい満足しているか"（サポートへの満足感），"本当にしてもらいたいと思っているか"（サポートへの欲求）についても，受け取ったサポートと得点の算出方法と得点の高低の解釈は同様である．

下位尺度については，情緒的，情報的，道具的，娯楽的のそれぞれの下位尺度を構成する質問項目を抽出し，上記の各次元と同様に選択された数字を点数とし，得点が高いほど各下位尺度について多くのサポートを得ていると解釈する．サポートの下位尺度の得点も，受け取ったサポート，サポートへの満足感，サポートへの欲求の各次元別に得点を算出する．下位尺度については，質問項目数が異なるため，情緒的サポートでは，9項目のため，情緒的サポートを構成する質問項目のすべてに1と回答した場合は，9点（最低得点），また，すべてに4と回答した場合は，36点（最高得点）となり，得点範囲は，9点から36点であり，得点が高いほど，情緒的サポートについて，サポートを多く受けている，満足感が高い，欲求が強いと解釈する．他の下位尺度も得点の算出方法，解釈の仕方は同一であるが，情報的サポートは，6項目から構成されているため，得点範囲は，6点から24点となる．道具的サポートは，5項目から構成されているため，得点範囲は，5点から20点となり，娯楽的サポートは4項目の構成のため，得点範囲は，4点から16点である．

（2）下位尺度の信頼性

　SPSS 統計パッケージにより，信頼性の検討を行った結果，情緒的サポートの α 係数は.92，情報的サポートの α 係数は.89，道具的サポートの α 係数は.81，娯楽的サポートの α 係数は.79であった．いずれの下位尺度も高い信頼性を有していると考えられる．

　以上より，4つの下位尺度からなる，24項目のソーシャルサポート尺度が作成された．尺度が"情緒的サポート"，"情報的サポート"，"道具的サポート"，"娯楽的サポート"の4下位尺度から構成されたことは，勤労者の特性をよく表し，勤労者のサポートの特性を測定できる要素を備えていると考えられる．

　我が国の勤労者用のソーシャルサポート尺度としては，小牧・田中（1993）が作成した"職場用ソーシャル・サポート尺度"がある．しかし，同尺度は，"知覚されたサポート"を測定する尺度であること，既存の尺度をもとに質問項目が作成された等の問題点があると考えられる．

　前述のように現在は，"仕事や職業生活に関する強い不安，悩み，ストレスを感じている労働者"が，61.5%であるという現状である．

　そのため，ストレス軽減のために"勤労者はどのようなサポートを効果があったと体験したか"という自由記述を最初に実施し，質問項目を作成し，勤労者の"なまの声"を反映した尺度を作る必要性があると考えた．

　また，サポートの尺度としては，サポートの入手可能性を測定する"知覚されたサポート"を測度とするのではなく，実際にどの程度サポートを受け取ったかをとらえる，"受け取ったサポート"を測定する尺度のほうが，現在の厚生労働省の指針に沿い，勤労者のサポートの授受の実態をとらえられると予測された．

　上記の各種要因を踏まえて，研究1，2において"勤労者用ソーシャルサポート尺度の作成"を行った．調査対象者は，機械の製造，修理をする工場に勤務する勤労者499名（男性476名，女性23名）であり，大半が工員として仕

事をしている者である.

　尺度は，分析の結果，4つにサポートの内容は分けられ，情緒的，情報的，道具的，娯楽的の4つの下位尺度が構成された.

　久田他（1989）が作成した"学生用ソーシャル・サポート尺度"は1因子構造である．本研究で得られた尺度が4因子構造であることを考えると，このことは，大学生と勤労者のサポートの差異を示しているとも考えられる．勤労者になると，学生時代とは異なり，上司，部下，同僚等の幅広い人々と仕事をしていくことになる．日本の業務の推進方法としては，上司から指導を受け，部下を指揮し，結果を再度上司に報告，連絡し，その結果をもとに仕事の進め方を決めていくという方式が一般的である．仕事をしていく過程で，仕事の納期を守るため，仕事が効率よく進むため，よりよい方法を上司，部下，同僚間で共有したり，有用な仕事のやり方やコツを教えあったりということが，日常的に行われる．したがって，サポートも大学生と異なって多様なものになったのではないかと推測される．

　迫田他（2004）は，"現場の意見を多く取り入れた尺度を作成し，使用することで，より現場に即した検討が可能になるだろう"と述べているが，本尺度は，勤労者の体験を反映させた尺度であると考えられよう．

　本尺度の問題点としては，調査対象者に以下に述べる偏りがあることがあげられる．①職種がほとんど工具である，②女性の数が少ない，③役職の差がない，という点である．そのため，本尺度を一般の勤労者にそのまま適用できるかどうかは，議論の余地がある．

　職場のメンタルヘルス（2005）では，業種や働く場所によりメンタルヘルス対策の実際を紹介しているが，その中で示されているストレス要因や求められるソーシャルサポートも，業種等で異なっている．たとえば，運輸業においては，ストレスの特徴として，高い仕事要求度（運転業務に伴う精神的緊張，バスやタクシーでは乗客へのサービス）や低い仕事コントロール（運行スケジュールを自分で決定できない）等があげられており，ソーシャルサポートにつ

いては，運転業務は孤立した一人作業という点から，上司等と意志の疎通ができにくく，サポートが得にくい点が問題であるとしている．

また，IT関連産業（SE）については，ストレス要因として，納期の時間的切迫，対ユーザーとの人間関係等がメンタルヘルスに影響を及ぼすとされ，ソーシャルサポートについては，同産業にはコミュニュケーション不足の問題が大きく，コンピュータ技術者は特にコミュニュケーションを苦手とする者が多いため，"職場巡視時の声かけ"が重要であるとしている．

このような点から，全ての勤労者を対象としたソーシャルサポート尺度の作成というのは難しく，どの職種，仕事にも当てはまるサポートに質問項目を精選し，その他の職種や業界に特有なサポートは，追加の質問項目として位置づけた方がよいかもしれない．

本尺度もサンプル数を広げ，サンプルによる偏りが少なくなるような検討を行い，尺度の一般化を目指すことが求められるが，500名という数の勤労者からの回答を得，また一定の信頼性を得られたことから，ある程度の勤労者のソーシャルサポートの測定尺度に関する成果を得たと考えられる．

第3節　ソーシャルサポート尺度の各要因に関する検討　【研究3】

〈ソーシャルサポートの各次元の比較検討〉
1　目的
研究2により作成された勤労者用ソーシャルサポート尺度に基づき，受け取ったサポート，サポートへの欲求，サポートへの満足感の3つの次元を比較検討することを目的とする．調査項目の質問，選択肢等は，付録2に示す．

2　方法
研究2によって収集されたデータを用いた．ソーシャルサポートの予備尺

度28項目から，本尺度作成のため削除された4項目を除いた24項目を分析に使用した．

3　結果及び考察
(1) ソーシャルサポート尺度の質問項目，次元間の関係についての検討

まず，各次元のサポートの得点を各質問項目の得点を合計することによって求めた．平均点は，受け取ったサポートが$M=61.75$　$SD=14.66$，サポートへの欲求が$M=71.81$　$SD=14.61$であり，サポートへの満足感が$M=70.23$　$SD=14.11$であった．度数分布は，Figure 3-2，3-3，3-4に示されている．

各次元間の相関係数は Table 3-5に示されている．受け取ったサポートはサポートへの欲求，サポートへの満足感と高い相関を示した（それぞれ$r_1=0.644$, $p<.001$；$r_2=0.686$, $p<.001$）．また，サポートへの欲求とサポートへの満足感も，高い相関を示したが，他の次元間の相関と比較してやや低かった（$r=0.475$, $p<.001$）．

ソーシャルサポートを扱った先行研究の中には，次元間の関係や差異に関

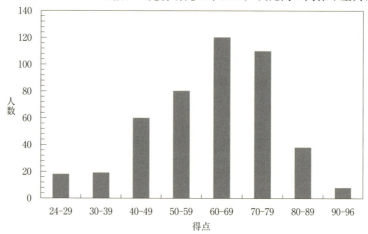

Figure 3-2　受け取ったサポートの度数分布

第 3 章　勤労者用ソーシャルサポート尺度の作成とその構造の分析　67

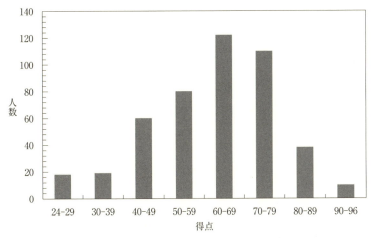

Figure 3-3　サポートへの欲求の度数分布

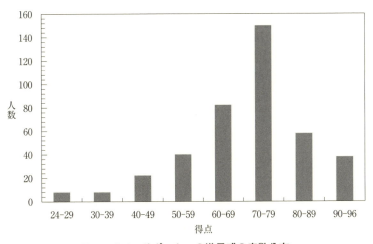

Figure 3-4　サポートへの満足感の度数分布

Table 3-5　サポートの各次元間の相関

	受け取ったサポート	サポートへの欲求
サポートへの欲求	.644***	
サポートの満足感	.686***	.475***

*** $p<.001$　** $p<.01$

心を払わない研究が少ない（周，1993）こと，また，異なる次元が測定された研究もある（山本，1986；Power et al., 1988）が，これらの研究はそれぞれの次元を測定する際の測度の内容（尺度）が異なっており，厳密な次元間の比較，検討ができないという点が指摘されている．本研究は，同一の尺度で3つの次元を測定しており，次元間の関連について明らかにすることができたと考える．

　各次元間の関連を検討すると，各次元間とも.47～.68のそれぞれ高い正の相関を示した．これは，サポートへの欲求，受け取ったサポート，サポートへの満足感とも同要素のものを持ち合わせていると考えることができる．山下（1999）は，小学生を対象にサポートに対する期待度，満足度，ネットワーク量の相互の関連を検討した．その結果，期待度と満足度では.80の高い相関関係が得られたが，期待度とネットワーク量は，.38，満足度とネットワーク量は，.33と相関係数が低かった．この結果について，水野・石隈（2004）は，"同じ，ソーシャルサポート尺度でも異なるサポートの次元を測定している可能性がある．尺度について，再検討する必要がある"と指摘している．本研究では，相関関係が高く，尺度が各次元が有する同要素のサポート行動を測定していると考えることができよう．

　次に，各質問項目ごとの平均点について検討した．各質問ごとの平均点は，調査対象者が各質問について回答した番号の総和を算出し，対象者の数で割ることによって算出した．平均点が高い質問項目ほど，サポートの各次元に対する調査対象者のサポートの各次元に対する度合い（サポートを受けたいという欲求，サポートを受け取った量，サポートの満足感の高さ）を示していると考

える.

　サポートへの欲求で最も平均点が高い項目は，"分からないことがあるとき教えてくれる"の $M=3.20$　$SD=0.74$，次が"間違いがあったとき指摘してくれる"の $M=3.17$　$SD=0.79$であり，この順番は，受け取ったサポートと同じであった．サポートへの満足感で最も平均点が高い項目は"お金が必要となったとき貸してくれる"の $M=3.10$　$SD=0.93$であった．次が"一緒に遊びに出かけてくれる"の $M=3.06$　$SD=0.84$であった（Table 3-6）．サポートへの欲求より受け取ったサポートのほうが平均点が高い質問項目はなかった．平均点を比較してみると，サポートへの満足感では，道具的，娯楽的サポートの項目が上位にきており，実利に結びつくサポートのほうが満足感を得やすいのではないかと考えられた．

（2）下位尺度の構造についての検討

　受け取ったサポートについて，下位尺度の相関係数を求めた．結果はTable 3-7に示されている．いずれの下位尺度間にも高い正の相関が見られた．情緒的サポートと情報的サポート，情緒的サポートと道具的サポートの相関は特に高く（それぞれ $r_1=0.735$, $p<.001$; $r_2=0.730$, $p<.001$），次いで，情緒的サポートと娯楽的サポート（$r=0.697$, $p<.001$），情報的サポートと道具的サポート（$r=0.683$, $p<.001$），道具的サポートと娯楽的サポート（$r=0.635$, $p<.001$），情報的サポートと娯楽的サポート（$r=0.602$, $p<.001$）の順であった．このことは，ある種類のサポートを受けやすい（にくい）者は他の種類のサポートも受けやすい（にくい）という関連の強いことを示している．

　受け取ったサポート，サポートへの欲求，サポートへの満足感の各次元の下位尺度の平均点，標準偏差を Table 3-8に，度数分布表を Figure 3-5～3-16に示した．

　サポートの下位尺度の相関が.602～.735の高い正の相関を有したことは，

Table 3-6 サポートへの欲求，サポートへの満足感の平均点と標準偏差

ソーシャルサポート項目	欲求		満足感	
	M	SD	M	SD
情緒的サポート				
1．あなたの良いところをほめてくれる	2.82	.81	2.82	.79
2．間違いがあったとき指摘してくれる	3.17	.79	2.94	.77
3．あなたを理解してくれる	3.13	.75	2.89	.76
4．個人的な話を聞いてくれる	2.98	.81	2.96	.72
5．あなたを評価してくれる	3.03	.76	2.75	.82
6．本気で心配してくれる	3.09	.80	3.00	.80
7．あなたの失敗をカバーしてくれる	3.02	.79	2.90	.82
8．気持ちを落ち着かせてくれる	3.07	.80	2.96	.71
9．信頼してくれる	3.11	.75	2.99	.73
情報的サポート				
1．励ましてくれる	2.91	.74	2.88	.74
2．どうしたら良いか助言してくれる	2.99	.77	2.81	.77
3．相談にのってくれる	3.01	.79	2.88	.81
4．必要な情報を与えてくれる	3.13	.79	2.80	.82
5．問題解決方法についてアドバイスをくれる	3.08	.79	2.75	.82
6．決心がつかないときアドバイスをしてくれる	3.04	.80	2.85	.81
道具的サポート				
1．何か手伝ってくれる	3.01	.82	2.82	.83
2．お金が必要となったとき貸してくれる	2.41	.06	3.10	.93
3．新しいことを学びたいとき教えてくれる	3.05	.83	2.77	.82
4．必要な物を貸してくれる	2.89	.87	2.95	.81
5．分からないことがあるとき教えてくれる	3.20	.74	3.00	.72
娯楽的サポート				
1．一緒に遊びに出かけてくれる	2.98	.89	3.06	.84
2．カラオケやお酒を飲みに連れていってくれる	2.74	.96	2.93	.87
3．悩みやグチを聞いてくれる	2.87	.79	2.88	.78
4．一緒にいて楽しい時間を過ごしてくれる	3.08	.83	3.02	.78

第3章　勤労者用ソーシャルサポート尺度の作成とその構造の分析　71

Table 3-7　サポートの下位尺度間の相関

	情緒的サポート	情報的サポート	道具的サポート
情報的サポート	.735***		
道具的サポート	.730***	.683***	
娯楽的サポート	.697***	.602***	.635***

*** $p<.001$

Table 3-8　サポートの各次元の下位尺度の平均点と標準偏差

	受け取り		欲求		満足感	
	M	SD	M	SD	M	SD
情緒的サポート	24.13	5.92	27.48	5.77	26.29	5.53
情報的サポート	15.23	4.20	18.17	3.92	17.00	3.96
道具的サポート	12.46	3.44	14.59	3.27	14.65	3.28
娯楽的サポート	9.96	3.00	11.69	2.76	11.87	2.72

受け取り：受け取ったサポート　欲求：サポートへの欲求
満足感：サポートへの満足感

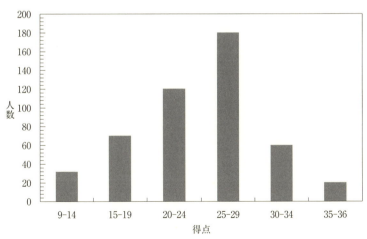

Figure 3-5　受け取ったサポートの下位尺度（情緒的サポート）の度数分布

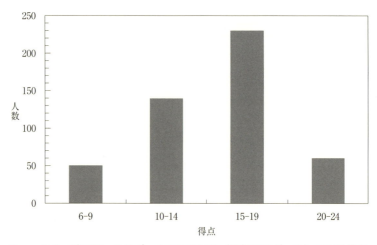

Figure 3-6　受け取ったサポートの下位尺度（情報的サポート）の度数分布

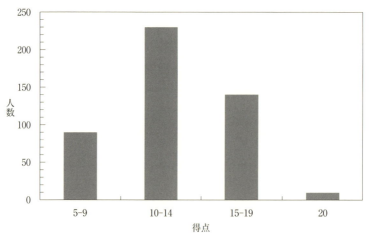

Figure 3-7　受け取ったサポートの下位尺度（道具的サポート）の度数分布

第3章　勤労者用ソーシャルサポート尺度の作成とその構造の分析　　73

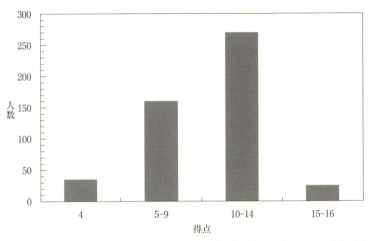

Figure 3-8　受け取ったサポートの下位尺度（娯楽的サポート）の度数分布

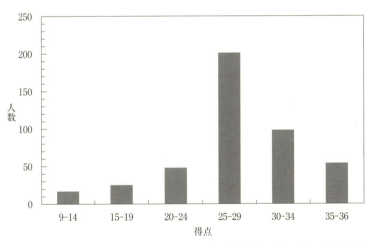

Figure 3-9　サポートへの欲求の下位尺度（情緒的サポート）の度数分布

74

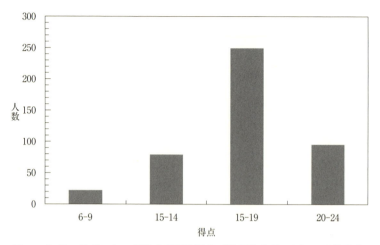

Figure 3-10　サポートへの欲求の下位尺度（情報的サポート）の度数分布

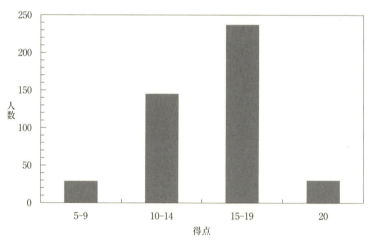

Figure 3-11　サポートへの欲求の下位尺度（道具的サポート）の度数分布

第3章 勤労者用ソーシャルサポート尺度の作成とその構造の分析　75

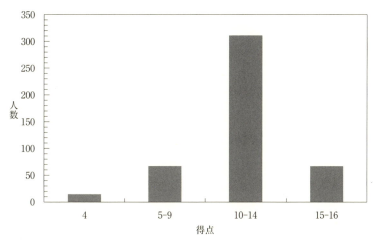

Figure 3-12　サポートへの欲求の下位尺度（娯楽的サポート）の度数分布

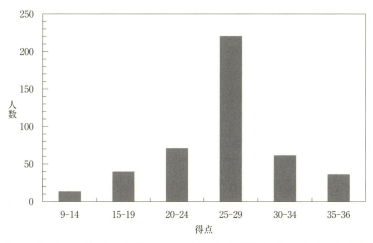

Figure 3-13　サポートへの満足感の下位尺度（情緒的サポート）の度数分布

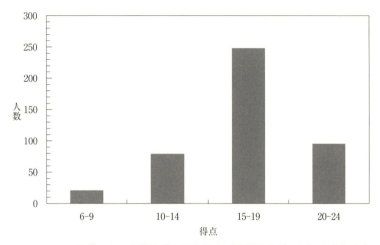

Figure 3-14　サポートへの満足感の下位尺度（情報的サポート）の度数分布

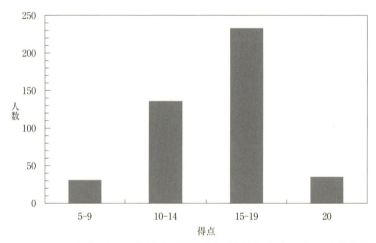

Figure 3-15　サポートへの満足感の下位尺度（道具的サポート）の度数分布

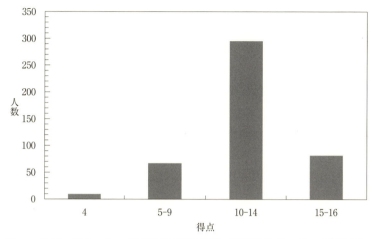

Figure 3-16　サポートへの満足感の下位尺度（娯楽的サポート）の度数分布

サポートの下位尺度が明確に分かれていないという可能性も示している．特に情緒的サポートと情報的サポートとの相関関係は高かった．この結果は，サポートの内容による明確な区分けはできにくいということを示唆しているのかもしれない．職場でサポートを受け取る場合に"よくできた点についてほめられ，次にどのようにしたらよいかの助言を与えられる"という場合もある．下位尺度の数を少なくして，尺度を再構成するということも考えてよいと思われる．

（3）サポート源についての検討

各下位尺度ごとのサポート源の割合は Table 3-9 に示されている．下位尺度とサポート源の関係を χ^2 検定によって検討したところ0.1%水準で有意であった（$\chi^2=2045.2$　$df=15$）．サポートの下位尺度によってサポート源が異なることが認められた．情緒的サポート，情報的サポートでは上司が占める割合が比較的高いが道具的サポート，娯楽的サポートでは上司が占める割合が低くなっている．信頼してくれたり，問題解決方法についてアドバイスを

Table 3-9 サポート源の割合

	上司	同僚・社内の友人・先輩	家族	社外の友人	その他	いない
情緒的サポート	589(14.12)	1592(38.18)	1030(24.70)	449(10.77)	125(3.00)	385(9.23)
情報的サポート	448(15.92)	1247(44.30)	408(14.49)	283(10.05)	100(3.55)	329(11.69)
道具的サポート	182(7.85)	1192(51.40)	279(12.03)	230(9.92)	798(3.41)	357(15.39)
娯楽的サポート	51(2.73)	689(36.90)	424(22.71)	361(19.34)	79(4.23)	263(14.10)

数値は度数，（ ）は割合（%）　　　　　　　　　　$\chi^2(15) = 2045.2$　$p < .001$

くれたりするのは上司がサポート源になることが多いが，必要なものを貸してくれたり，一緒に遊びに出かけてくれるといったことは上司はあまりサポート源にはならないようである．また，道具的サポートでは同僚・社内の友人・先輩が占める割合が約50%と高い．物を貸してくれる，新しいことを学びたいときや分からないことがあるとき教えてくれることは同僚・社内の友人・先輩がサポート源になることが多いようである．各サポートの下位尺度の特色がサポート源にも反映されていると考える．

（4）性差についての検討

　次に性差について検討した．比較の方法として，データから男性のみを抽出し，サポートの各次元の得点の総和を算出し，調査対象者の男性の人数で割ることにより，サポートの各次元の平均点を算出した．女性も同様の方法で，平均点の算出を行い，平均点を比較することで，性差を分析した．結果は Table 3-10に示されている．受け取ったサポートとサポートへの欲求に性差が認められた（それぞれ $t_1 = -3.34$, $p < .001$; $t_2 = -2.27$, $p < .05$）が，サポートへの満足感には性差が認められなかった（$t = -1.90$）これより受け取ったサポート，サポートへの欲求は共に男性より女性のほうが高いことが明らかにされた．和田（1992）は大学生を対象に友人の道具的サポートを除いて，他のすべてのサポートで性差がみられ，いずれも男性より女性のほうがより

第3章　勤労者用ソーシャルサポート尺度の作成とその構造の分析　79

Table 3-10　男性と女性のサポートの各次元の比較

	男性	女性	t 値
受け取り	61.2(14.6)	71.8(11.7)	−3.34***
欲求	71.4(14.8)	79.2(7.2)	−2.27*
満足感	69.8(14.2)	76.3(12.9)	−1.90

受け取り：受け取ったサポート　欲求：サポートへの欲求
満足感：サポートへの満足感
数値は平均値，（　）内は標準偏差
*** $p<.001$　** $p<.01$　* $p<.05$

多くのサポートが得られると認知していると報告している．また，渡辺（1995）は大学生を対象にソーシャルサポートの量と満足度について調査した結果，女性が男性よりも多くのサポートを受けていることが明らかになったが，サポートの満足度については性差が認められなかったとしている．今回の結果は，渡辺（1995）と同様であった．

なお，本尺度は福島県産業保健推進センター（2001）が実施した"働く人のメンタルヘルス対策に関する調査"でソーシャルサポートを測定する尺度として用いられた．同調査の対象者は，福島県内の勤労者943名（女性：421名，男性：522名）である．その結果，"男性は女性に比べるとサポートが得にくいことが分かる"という新たな知見も得られている．

しかし，本研究では，調査対象者の男女比のかたよりが大きい（男性476名，女性23名）ことが結果に影響を与えていることが考えられる．性差については，調査対象者の幅を広げて，データを蓄積して検討することが今後の課題であろう．

（5）サポートの各次元間における得点の年齢差についての検討

年齢を19～24歳，25～29歳，30～34歳，35～39歳，40～44歳，45～49歳，50～54歳，55～59歳の8群に分け，年齢群ごとに受け取ったサポート，サポートへの欲求，サポートへの満足感の各次元ごとに平均点を比較した

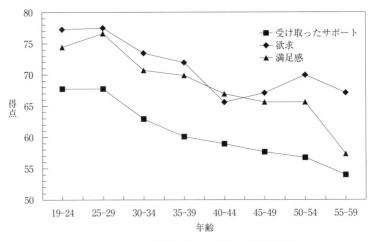

Figure 3-17　年齢別サポートの各次元の平均点

(Figure 3-17).この図を一見すると,サポートへの欲求とサポートへの満足感の平均点が50～54歳までは関連があり,55～59歳では受け取ったサポートとサポートへの満足感の平均点が関連が強いように見える.また,どの年代でも受け取ったサポートの平均点が低いことが見てとれる.また,受け取ったサポートとサポートへの満足感は,年齢が高くなるほど平均点が低くなる傾向が見られた.サポートへの欲求は,年齢と共に平均点が低くなるが,45～49歳から平均点が高くなる傾向を示した.一元配置の分散分析を行ったところ,最小有意差法により5％水準で,受け取ったサポートの平均点では25～29歳と35～39歳,40～44歳,45～49歳,50～54歳,55～59歳の間及び30～34歳と45～49歳,50～54歳の間に,サポートへの欲求の平均点では19～24歳と40～44歳,45～49歳,50～54歳の間及び25～29歳と40～44歳,45～49歳,50～54歳の間に,サポートへの満足感の平均点では25～29歳と30～34歳,35～39歳,40～44歳,45～49歳,50～54歳,55～59歳の間,19～24歳と40～44歳,45～49歳,50～54歳,55～59歳の間,30～34歳と55～59歳の間,35～39歳と55～59歳の間にそれぞれ有意な差が見られた.年齢層によってサポート

の各次元の平均点が変化するということは興味深い結果である．

　田村・石隈（2001）は，中学校教師を対象として，職場におけるソーシャルサポートの年齢差を比較した．その結果，ソーシャルサポートの平均得点において，"35歳以下の群の平均得点は，41～45歳の群および46歳以上の群のそれと比べて有意に高く，若い教師は'職場におけるソーシャルサポート'が高く，41歳以上の教師は'職場におけるソーシャルサポート'が低いことが示された""若い教師の場合は年配教師に比べて，職場においてソーシャルサポートが得やすく，援助の欲求を維持し表現しやすいのかもしれない"ということを報告している．本研究でも受け取ったサポートの平均点は，年齢が高くなるほど低くなるという結果が示された．このことは，若年者の方がサポートを受け取りやすいということを示しており，田村・石隈（2001）の結果を支持するものである．本研究の対象者については，工場に勤務する勤労者ということから，機械の操作方法等について，若年者がベテランから分からない点を教えてもらう機会が多いことが推測される．そのため，受け取ったサポートの平均点が高いということに影響しているのでないかと考えられる．

　しかし，若年者層でも仕事の能力が高かったり，逆に高年齢層でも中途採用等で職務経験があまりない人もいるかもしれない．また，異動による仕事の慣れや不慣れといった要因もあると思われる．年代層の平均点の差異は多種の要因を含むものと考えられるので，今後詳細な検討が必要である．

　50歳代では，大まかな傾向ではあるがサポートへの欲求は40歳代よりやや高くなるにもかかわらず，受け取ったサポートやサポートへの満足感は低いという結果であった．これは，個人の受け取る量よりも求める量の方が多いほど，心身の健康状態が悪くなる（Brown, Brady, & Lent, 1987; Jou & Fukada, 1995）ことと関連があるかもしれない．今後，精神，身体的健康状態も含めた研究が必要であると考えられる．

第4節 サポートへの満足感を規定する要因【研究4】

1 目的

サポートへの満足感は，サポートへの欲求と受け取ったサポート量との関係によって規定されると考えられる．そこでサポートへの欲求と受け取ったサポート量の関係からサポートへの満足感を規定する要因を明らかにすることを目的とする．

2 方法

調査対象者等：研究2の調査対象者と同じであり，調査データも研究2で収集したデータを使用した．したがって，対象者は，機械の製造・修理会社の社員499人（男性476名，女性23名：有効回答率99.8％），年齢19～59歳，勤続年数は1年未満～39年という属性である．データの収集方法は，研究2と同じである．1995年7月の社内の健康診断時に当研究に必要な調査票が含まれた問診票を調査対象者が提出することによりデータは収集された．

調査用紙：研究2の調査用紙に含まれる，勤労者用ソーシャルサポー尺度を使用した．勤労者用ソーシャルサポート尺度の質問項目，回答方法等は，以下のとおりである．

"あなたが職場の問題で困っている時や落ち込んでいる時などに，あなたの周りの人（同僚，友人，職場の上司，家族，その他の人など）は，あなたにどのようなことをしてくれるか"について，研究2で作成したソーシャルサポート尺度の24の質問項目について，それぞれ①そのようなことを実際にどのくらい受けているか，②最もしてくれる人は誰か，③その事にどれくらい満足しているか，④本当にしてもらいたいと思っているか，について質問した．①，③，④の質問については，"十分に受けている（満足している），非常にして欲しい"4点から"全く受けていない（満足していない），全くして欲し

くない"1点までの4件法で評価してもらった．②の質問では，"上司"，"同僚・社内の人・先輩"，"家族"，"社外の人"，"その他"，"いない"から一つを選択してもらった．得点の算出方法は，すべて研究2と同じである．

　分析方法：サポートへの満足感は，サポートへの欲求と受け取ったサポート量との関係によって規定されると考えられる．そこで，サポートへの欲求と受け取ったサポート量をそれぞれ高得点群と低得点群に分け，各調査対象者ごとにサポートの欲求と受け取ったサポート量の高低についてのバランスを検討し，以下に示す4群を設定した．各群は，一人一人の調査対象者の各次元の得点をもとに，例えばサポートへの欲求の量が高く，受け取ったサポート量も高いという特徴を示した人をまとめて，各群を構成したものであり，各群の人数が異なっているのは，それぞれの特徴を示す人数の違いによるものである．

　4つの群の設定は，以下のとおりである．
　①サポートへの欲求が高く受け取ったサポート量が多い人を集めた群（以下HH群）
　②サポートへの欲求が高く受け取ったサポート量が少ない人を集めた群（以下HL群）
　③サポートへの欲求が低く受け取ったサポート量が多い人を集めた群（以下LH群）
　④サポートへの欲求が低く受け取ったサポート量が少ない人を集めた群（以下LL群）

　サポートの得点の高低を決めるための基準は，サポートへの欲求については，サポートへの欲求の全調査者の得点分布をもとに，得点の最上位から最下位まで得点を並べ，最上位から30％以内に得点が位置する人を"サポートの欲求が高い"と定義し，得点の最下位から最上位へ得点を並べた場合，最下位から30％以内に得点が位置する人を"サポートの欲求が低い"と定義した．受け取ったサポートについても同様の方法で，"受け取ったサポート量

が多い人"，"受け取ったサポートが少ない人"と定義した．HL群を例にとると，サポートの欲求が低い定義に当てはまり，かつ，受け取ったサポート量が少ない定義に該当する人を集めた群ということになる．

当初は，高低を決める得点の位置をサポートへの欲求，受け取ったサポートのそれぞれ得点の上位，下位25%を高，低得点群としたが，HL群，LH群の人数が少数だったため上位，下位30%を高，低得点群とした．各群について，群を構成する調査者のサポートの各次元について，得点の総和を算出し，その数値を群を構成する人数で割ることで，各群のサポートの各次元の平均点等を算出した．その後，サポートへの満足感を従属変数とし，サポートへの欲求の高低と受け取ったサポートの高低を独立変数とする2×2の二要因分散分析を行った．

3　結果及び考察

それぞれの群のサポートへの満足感の得点と検定結果は，得られた結果はTable 3-11に示されている．サポートへの満足感が最も高い群は，HH群（84.03）であり，以下LH群（70.50），HL群（62.21），LL群（57.80）の順であった．一元配置の分散分析を行ったところ，0.1%水準で有意差が認められたので最小有意差法による多重比較を実施した．その結果5%水準でHH群とHL群，LH群，LL群の間およびLH群とLL群の間に有意な差が見られた．高い欲求に見合った多くのサポートを受けていると満足感も高いことが示された．圧力釜効果や干渉への不満を考慮に入れるとLH群が満足感が低いことが予測されたが，今回の研究ではLH群はHH群より有意に満足感が低かったが，LL群よりは有意に満足感が高く，HL群とは有意な差が示されなかった．受け手の欲求より高いサポートが得られても圧力釜効果や干渉への不満が生じるとは言えないという結果が示された．しかし，今回はHL群，LH群の人数が少数だったためこの問題は今後もさらに検討を必要とすると考えられる．また，HL群，LH群の人数が少数であったという結

Table 3-11 サポートへの満足感とサポートへの欲求, 受け取ったサポートの高―低得点群間の比較

	HH群	HL群	LH群	LL群	欲求 F値	実行 F値	交互作用 F値
N	68	14	4	71			
欲求	87.21	83.43	53.0	51.68			
	(4.73)	(4.61)	(7.5)	(11.62)			
受け取り	79.66	46.57	77.0	42.10			
	(5.61)	(5.41)	(8.5)	(8.42)			
満足感	84.03	62.21	70.50	57.08	4.91*	36.93***	1.24
	(6.65)	(8.31)	(1.5)	(12.55)			

欲求：サポートへの欲求　受け取り：受け取ったサポート　満足感：サポートへの満足感
数値は平均値, ( ) 内は標準偏差
*** $p<.001$　** $p<.01$　* $p<.05$

果は，勤労者は，自分の欲求に見合ったサポートを受け取る者が多い，あるいは，サポートへの欲求が強く（弱く），自分からサポートを求める（求めない）というサポートを獲得するための行動を起こす（起こさない）ことによって，受け取るサポートが多く（少なく）なるということを示しているとも考えられる．

LL群はHH群とHL群より満足感が有意に低かったが，サポートへの欲求，受け取ったサポートが共に少ないとサポートへの満足感を持ちにくいのではないかと考えられる．

次に，サポートへの満足感を従属変数とし，サポートへの欲求の高低と受け取ったサポートの高低を独立変数とする2×2の独立した二要因分散分析を行った．サポートへの欲求，受け取ったサポートの主効果は有意であった（それぞれ $F_1(3,153)=4.91$, $p<.001$; $F_2(3,153)=36.93$, $p<.001$）が，サポートへの欲求と受け取ったサポートの交互作用は有意ではなかった（$F(3,153)=1.24$）．満足感を規定する要因は受け取ったサポートであり，サポートの欲求の高低は受け取ったサポートに比べて影響が小さいことが示された．サポートへの欲求の高低とサポートへの満足感の関係を見たものがFigure 3-18

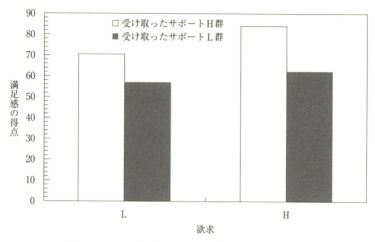

Figure 3-18　サポートへの欲求と満足感との関係

である．

　このことから，受け手の欲求より高いサポートが得られても，ソーシャルサポートを多く受けるほど精神的な健康状態が悪くなるという圧力釜効果や干渉への不満が生じるとは言えないということが予測された．ただし，今回はHL群，LH群の人数が少数だったということがあり，この問題は今後もさらに検討が必要であると考えられる．

　以上より，サポートの欲求よりも受け取ったサポートの効果がサポートへの満足感に対して強く影響するということが示された．このことから，職場内で多くのサポートを与えることは，与えられた側のサポートへの満足感を高める傾向があるということが示唆された．

　ここで，HL群について検討を加えてみたい．山藤・武内（2006）は，会社員621名を対象にして，うつ症状と受診行動について研究した．その結果，"SDSで高い得点（53点以上，調査者の9.7%）を示した（以下高うつ群とする）男性に特徴的な傾向として，誰にも相談せず自分で解決する傾向が顕著に見られた"という結果を得た．そして，"会社員の男性はうつ症状を経験して

も，家族にも会社にも症状を知られないようにして，自分で解決しようと考えながら，我慢し続ける傾向が非常に強い．このことが自殺率の高さに関連しているのではないかと考えられる"と検証している．

このことを本研究と考え合わせると，サポートへの欲求が高く，受け取ったサポート量が少ない群（HL群）は14名と少なかった．山藤・武内（2006）の高うつ群の誰にも相談せず，自分で解決するという傾向は，ソーシャルサポートの観点からは，サポートへの欲求は高いと言えるであろう．また，"うつ症状を我慢し続ける"ということから，不調感を周囲に分からないようにふるまうため，周囲の者も心配したり，気にかけたりせず，結果として受け取るサポート量は少ないことが推測される．高うつ群のサポートの次元間の組み合わせは，"サポートへの欲求が高いにもかかわらず，受け取ったサポート量が少ない"という傾向を有するのではないかと思われる．

山藤・武内（2006）の調査から得られた知見と本研究を合わせて考えると，ソーシャルサポートの調査をした場合，サポートへの欲求が高く受け取ったサポート量が少ない群（LH群）は，うつ症状を呈している可能性があるとも考えられ，サポートへの欲求が高く，受け取ったサポートが低いのは，援助要請行動をしていないか，できないかということが予測される．LH群について，精神的健康にも注意を払う必要があるということが言えるのではないかと思われる．今後の課題として，LH群と抑うつとの関係を検証していくことが必要であると考えられる．

第5節　第3章のまとめ

第3章では，機械の製造，修理の工場に勤務する者499名（男性476名，女性23名）を対象に調査を実施した．対象者の職種は，工具であり，ほとんどが男性であった．以上のことを前提に得られた結果についてまとめてみる．

まず，勤労者用ソーシャルサポート尺度を作成した．その結果，勤労者の

ソーシャルサポートは4つの下位尺度から構成されていること．それは，"情緒的サポート" "情報的サポート" "道具的サポート" "娯楽的サポート" であるという新たな知見が得られた．特に "娯楽的サポート" は勤労者に特有なサポートの下位尺度であると考えられ，本研究から得られた結果として意義深い．また，勤労者のソーシャルサポートを "サポートへの欲求" "受け取ったサポート" "サポートへの満足感" という複数の次元から検討し，年齢群ごとの各サポートの次元の推移を検討し，受け取ったサポートが年齢が高くなると減少傾向にあること，サポートへの欲求は年齢が高くなるほど減少するが，40〜44歳を超えると再び欲求の量が増加すること等の結果が得られた．このようなサポートの複数の次元に関する年齢ごとの推移の検証は，これまでに研究がなされることが少なかったと思われる．ある年齢からサポートへの欲求が増加するということは，サポートを求める何らかの原因があると考えられ，今後，その背景を検証し40〜44歳以降の年代はどのようなサポートを求めているのかを明らかにすることにより，勤労者のメンタルヘルス向上にに寄与する結果が得られる可能性もある．

　また，サポートの満足感を規定する要因についても，従前に研究されることが少なく，特に "サポートへの欲求" と "受け取ったサポート" の得点をもとに高低群を構成した際に，サポートへの欲求量が高く（低く），受け取ったサポート量が少ない（多い）といった，サポートへの欲求の量と受け取ったサポート量がアンバランスな勤労者は極めて少数であったという結果が得られた．このことは，勤労者のソーシャルサポートに関しては，自分からサポートへの欲求をアピールしないとサポートを受けられないことにもつながると考えられ，職場内のサポートの与え方に新たな視点を提示したものであると考える．

　本研究で得られた結果は，勤労者のメンタルヘルス対策に職場のソーシャルサポートが重視される現在において，これまで検討されてこなかった有用な多くの結果を提供したと思われる．

検討課題としては，尺度を作成するにあたって，職種がほとんど工具であること，女性が少数であることがあげられる．実際は勤労者といっても置かれている立場は様ざまであり，製造業といわゆるIT企業では，職場の雰囲気も異なるだろうし，それに伴って，ソーシャルサポートの内容も当然変わってくると思われる．また同じ会社でも職種や職場の中の役職や立場等によってもサポートの傾向に変化があることが予測される．今回，作成した尺度は勤労者一般に通じる部分もあると考えられるが，職種による偏向も考えられるため，今後，職種や性別を考慮に入れた尺度の精緻化が望まれる．

また，サポートの構造等について検討した．尺度の特徴として，下位尺度の因子間の相関が高かったことがあげられる(.635～.735)．このことは，情緒的，情報的，道具的，娯楽的の各サポートが，明確に分かれて認知されていないとも考えられる．また，情緒的サポートと情報的サポートの相関が特に高かった(.735)ことから，双方のサポートが混じって分化されていないという可能性も考えられる．今後は，サポートの下位尺度をどの程度細かくとらえていくかという視点も必要だと思われる．

勤労者のメンタルヘルスの視点から考えると，受け取ったサポート，サポートへの欲求，サポートへの満足感の3つの次元とも19歳から29歳の年代層で得点が高い傾向が見られた．若く，経験が浅い勤労者が受け取るサポート等が多いことは，当然であるとも言えるが，本調査の対象者の集団は，当然のことが行われており，"若手に物を教えない""先輩がサポートを怠り，若年勤労者が困る"といったことは少ないのではないかと推測された．

第4章　ソーシャルサポートと精神的健康との関連

　第4章では，第3章で作成された勤労者用ソーシャルサポート尺度を用いてソーシャルサポートと精神的健康との関連を明らかにすることを目的とする．

　本研究では，ストレッサーに対するソーシャルサポート（以下，ソーシャルサポートまたはサポート）のストレス緩和効果を考え，受け取ったサポート量が多い者ほど精神的健康度が高いという仮説を立てた．また，サポートへの満足感も考慮に入れ研究を進めることとした．

　サポートへの欲求の高低については，以下のとおりストレスの多少も意味すると考えられる．

　①　ストレスが多い状況であれば，サポートへの欲求は高くなる．
　②　ストレスが少ない状況では，サポートへの欲求は低くなる．

　受け取ったサポートが精神的健康度に望ましい状況を与えると考えると，サポートの欲求が高い状況，つまりストレスが多い状態では，サポートを多く受けている方が精神的健康度が高いということになる．また，第3章において勤労者用のソーシャルサポート尺度を作成したが，下位尺度によって得られたソーシャルサポートの種類によっても精神的健康に与える影響が異なってくると考える．したがって，第4章では，サポートの次元と下位尺度も考慮に入れ，精神的健康との関係を検証し，精神的不健康の予防に有効な方略について検討する．

第1節　ソーシャルサポートと精神的健康についての検討
　　　　　【研究5】

1　目的

　研究2で作成された勤労者用ソーシャルサポート尺度の結果と精神的健康度との関係を明らかにし，精神的不健康予防のための方略を検討する．

2　方法

　調査対象者等：研究2の調査対象者と同じであり，調査データも研究2で収集したデータを使用した．したがって，対象者は，機械の製造・修理会社の社員499人（男性476名，女性23名：有効回答率99.8％），年齢19～59歳，勤続年数は1年未満～39年という属性である．データの収集方法は，研究2と同じである．1995年7月の社内の健康診断時に当研究に必要な調査票が含まれた問診票を調査対象者が提出することによりデータは収集された．

　調査用紙：調査用紙は，以下の3つの尺度で構成されている．健康診断時の問診票の中に各尺度の調査票が含まれている．
（1）研究2で作成した勤労者用ソーシャルサポート尺度．
　"あなたが職場の問題で困っている時や落ち込んでいる時などに，あなたの周りの人（同僚，友人，職場の上司，家族，その他の人など）は，あなたにどのようなことをしてくれるか"について，研究2で作成したソーシャルサポート尺度の24の質問項目について，それぞれ①そのようなことを実際にどのくらい受けているか，②最もしてくれる人は誰か，③その事にどれくらい満足しているか，④本当にしてもらいたいと思っているか，について質問した．①，③，④の質問については，"十分に受けている（満足している），非常にして欲しい"4点から"全く受けていない（満足していない），全くして欲しくない"1点までの4件法で評価してもらった．②の質問では，"上司"，

"同僚・社内の人・先輩","家族","社外の人","その他","いない"から一つを選択してもらった．得点の算出方法は，すべて研究2と同じである．
（2）SDS：Zung（1965）の自己評価式抑うつ尺度の日本語版，20項目，4段階評定．得点範囲は20点～80点であり，得点が高いほど抑うつの傾向が強いことを示す．
（3）STAI：Spielberger, Gorsuch, & Lushene（1970）の特性不安尺度の日本語版，20項目，4段階評定．得点範囲は20点～80点であり，得点が高いほど不安感が強いことを示す．

3　結果及び考察
（1）SDSおよびSTAIの得点と性差，年齢群差についての分析

対象者499名（男性476名，女性23名）について，SDS，STAIについて，各個人ごとに得点を算出し，度数の集計をおこなった．結果はTable 4-1及びFigure 4-1, 4-2に示されている．

まず，SDS，STAIの性差についてt検定を行ったが有意な差は得られなかった（それぞれ $t_1=24.19$ ； $t_2=24.33$ ）．

次に年齢差について分析を行うため，年齢を19～24歳，25～29歳，30～34歳，35～39歳，40～44歳，45～49歳，50～54歳，55～59歳の8群に分け，各年齢群に属する調査対象者のSDS及びSTAIの平均点を比較した．SDS, STAIともに40～44歳で最も高い得点を示した（Figure 4-3）．しかし，一元配置の分散分析を行ったところ，SDSでは，有意な結果が得られず，STAIも同様に有意な結果は得られなかった．

Table 4-1　SDS，STAIの平均点と標準偏差（$n=499$）

	M	SD
SDS	42.3	7.16
STAI	46.4	8.96

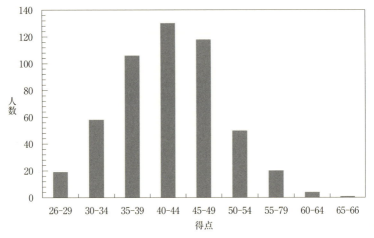

Figure 4-1　SDS の度数分布

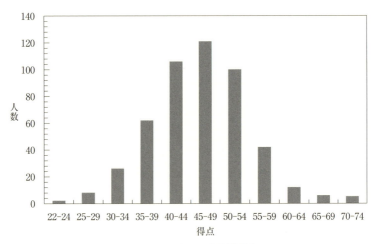

Figure 4-2　STAI の度数分布

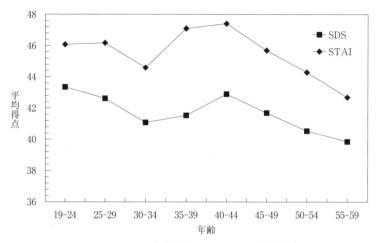

Figure 4-3　年齢別SDS，STAIの得点分布

　本研究の調査対象者では，抑うつ，不安に関しては年齢群による差は，ほとんど見られないという結果であった．勤労者の条件による精神的健康度の差異に関して，小牧（1994）は事務職，営業職などの4職種間でうつの傾向の差異を検討した結果，事務職が営業職よりうつ傾向が高いという結果を得ている．本調査対象者は，いわゆる工員がほとんどであり，役職の差異の検討もしていない．年齢よりも，職種や役職等の属性が精神的健康度に関連していることも推測される．

（2）SDS及びSTAIとサポートの各次元の関係

　SDS及びSTAIとサポートの各次元の相関係数を求めた．結果はTable 4-2に示されている．SDS，STAIともサポートの各次元と有意な負の相関を示した．SDSはサポートへの満足感と相関が強く（$r=-.199$, $p<.001$），STAIは受け取ったサポートと相関が強かった（$r=-.217$, $p<.001$）．

　SDS及びSTAIの得点は，ソーシャルサポートの各次元と有意な負の相関を示した．相関係数の値は高いとは言えないが，SDSはサポートの満足

Table 4-2 SDS, STAIとサポートの各次元の相関

	受け取り	欲求	満足感	SDS
SDS	−.188***	−.188***	−.199***	
STAI	−.217***	−.134**	−.213***	.738***

受け取り：受け取ったサポート　欲求：サポートへの欲求
満足感：サポートへの満足感
*** $p<.001$　** $p<.01$

感と相関が強く，STAIは受け取ったサポートと相関が強かった．抑うつに関しては，満足できるサポートを与えられると抑うつの度合いが低くなる，また，抑うつの度合いが低い人は満足できるようなサポートを受けているということが推測できる．不安感については，実際にサポートを与えられると不安感が低減する，あるいは不安感が低い人はサポートを与えられているということが考えられよう．

　本研究では，SDS, STAIのいずれもサポートの各次元と負の相関が得られた．しかし，"受け取ったサポート"については，ストレス反応とは無関係か，逆に正の相関を示すという報告もある（Barrera, 1981）．これは，ストレスが強い場合，ストレスの対処法の一つとして，他者に相談したり，他者から何らかの援助をしてもらうということが生じるために，結果として受け取ったサポートの量が多くなり，サポートと精神的健康度が正の相関を生じてしまうためであると解釈されている．金井（1993）の民間企業で働く女性社員約250人を対象とした結果では，キャリア形成サポートと神経症傾向との間には有意な相関が得られていない．緒賀（1991）は大学生を対象として，家族サポート量とうつ傾向は正の相関を示し，友人サポート量はうつ傾向，不安傾向と正の相関を示したと報告している．受け取ったサポート量と抑うつや不安が正の相関を示すことについては，①精神的健康度が低下すると，周囲の人にサポートを実際に求めるためサポート量が増加する，②周囲の人が精神的健康度が低い人の状態を察して，サポートを与えるのでサポート量

が増えるという2つの要因が考えられるとしている．

　本研究で勤労者を対象としたところ，負の相関が見られ，正の相関は生じなかった．このことは，勤労者は大学生と異なり，実際に与えられるサポートが精神的健康度の低下を防ぐために有効であるか，周囲が精神的健康度が低下している者を見ても大学生と異なり，積極的にサポートを与えないという可能性も考えられる．

　著者の実際に働いている勤労者としての立場では，"上司から一言ねぎらいの言葉があれば随分気持ちが楽になるのだが…"等のサポートを求める言葉が職域で聞かれることが少なくないという現状を考えると，実際に与えられるサポートが精神的健康度の低下を防ぐために有効であるということを本研究の結果は示唆しているように考える．

　また，浦（1993）は社会経済的地位，あるいは組織内地位の差によってストレス－ソーシャルサポート過程に有利－不利が生じることは明白であるとしている．和田（1992）の大学生を対象とした研究では，サポートの抑うつに対する効果は，友人から与えられるかあるいは両親から与えられるか，対象が自宅生か下宿生かで有効性に差が生じるという結果が得られている．

　今後，サポートを与える対象と与えられる対象を考慮に入れた分析を加えれば，サポートがより有効に機能する結果も得られるかもしれない．嶋（1996）はサポートの効果が統計的に有意であっても，実質的にどれだけの意味があるのか疑問を感じるものが少なくないとし，さまざまな個人差やストレス状況の多様さがサポートの見かけ上の効果を薄めてしまっている可能性も否定できないとしている．勤労者のソーシャルサポートと精神的健康度の関連を分析する場合でも，多様な要因を考慮に入れた分析が必要であると考えられる．

（3）SDS及びSTAIとサポートの下位尺度との関係

　SDS及びSTAIと受け取ったサポートの各下位尺度の相関係数を求めた．

結果は Table 4-3 に示されている．SDS，STAI ともサポートの各下位尺度と有意な負の相関を示した．SDS，STAI ともに情緒的サポートと最も相関が強かった（それぞれ $r_1 = -.198$, $p < .001$; $r_2 = -.229$, $p < .001$）．

以上の結果から，相関関係は強いとは言えないが，情緒的サポートを与えられるほど抑うつの度合いが低くなる，不安感が少なくなる，あるいは，抑うつの度合いが低いほど，不安感が少ないほど情緒的サポートを与えられやすいということが推測される．本研究の調査対象者には，気持ちが落ち込み気味だったり，不安感を持っていたりした場合，"信頼する""気持ちを落ち着かせる"などの情緒的サポートを与えることが有効と言えるかもしれない．

小牧（1994）は，サポートとメンタルヘルスの関係について検討した結果，事務職において各サポートはすべて有意な相関を示したが，営業職，販売職，専門職では上司の情緒的，道具的サポートの両方で相関は有意ではなかったとしている．サポートの内容に関しては，与える者と職種間により，サポートの有効性は変わってくるかもしれない．今後検討すべき課題であると考える．

（4）サポートへの欲求と受け取ったサポートと精神的健康度についての分析

研究4と同様にサポートへの欲求と受け取ったサポート量をそれぞれ得点の上位，下位30％を基準に高得点群と低得点群に分け，各調査対象者ごとにサポートの欲求と受け取ったサポート量の高低についてのバランスを検討した．

サポートの得点の高低を決めるための基準は，サポートへの欲求について

Table 4-3　受け取ったサポートの下位尺度と SDS・STAI との相関

	情緒	情報	道具	娯楽
SDS	$-.198^{***}$	$-.176^{***}$	$-.118^{*}$	$-.126^{**}$
STAI	$-.229^{***}$	$-.170^{***}$	$-.171^{***}$	$-.156^{**}$

*** $p < .001$　** $p < .01$　* $p < .05$

は，サポートへの欲求の全調査者の得点分布をもとに，得点の最上位から最下位まで得点を並べ，最上位から30％以内に得点が位置する人を"サポートの欲求が高い"と定義し，最下位から30％以内に得点が位置する人を"サポートの欲求が低い"と定義した．受け取ったサポートについても同様の方法で，"受け取ったサポート量が多い人"，"受け例えば，"サポートへの欲求"の得点が全調査対象者の得点分布の上位30％以内に位置しており（サポートへの欲求が高い），"受け取ったサポート"の得点が全調査対象者の得点分布の下位30％以内に位置している（受け取ったサポートの低い）者は，サポートへの欲求が高く，受け取ったサポート量が少ないという特徴を有している人と解釈される．

上記の基準に基づき，以下に示す4群を設定した．各群の人数が異なっているのは，それぞれの特徴を示す人数の違いによるものである．

①サポートへの欲求が高く受け取ったサポート量が多い人を集めた群（以下HH群）

②サポートへの欲求が高く受け取ったサポート量が少ない人を集めた群（以下HL群）

③サポートへの欲求が低く受け取ったサポート量が多い人を集めた群（以下LH群）

④サポートへの欲求が低く受け取ったサポート量が少ない人を集めた群（以下LL群）

各群について，群を構成する調査者のサポートの各次元について，得点の総和を算出し，その数値を群を構成する人数で割ることで，各群のサポートの各次元の平均点等を算出した．その後，SDS, STAI の得点を従属変数とし，サポートへの欲求の高低と受け取ったサポートの高低を独立変数とする二要因分散分析を行った．得られた結果を Table 4-4 に示した．

SDS ではサポートへの欲求の主効果は有意でなかった（$F(3,153) = 3.47$）が，受け取ったサポートの主効果は有意であった（$F(3,153) = 14.60$, p

Table 4-4 SDS・STAIとサポートへの欲求, 受け取ったサポートの高―低得点群間の比較

	HH群	HL群	LH群	LL群	欲求 F値	実行 F値	交互作用 F値
N	68	14	4	71			
SDS	40.43 (5.57)	50.21 (5.42)	46.75 (2.75)	44.00 (5.24)	3.25	14.60***	9.47*
STAI	43.35 (5.07)	54.07 (7.08)	47.50 (4.25)	47.65 (6.53)	3.75	16.64***	5.23*

欲求:サポートへの欲求 受け取り:受け取ったサポート 満足感:サポートへの満足感
数値は平均値. ( ) 内は標準偏差
*** $p<.001$ ** $p<.01$ * $p<.05$

<.001). サポートへの欲求と受け取ったサポートの交互作用は有意であった ($F(3,153)=9.47$, $p<.01$). STAIではサポートへの欲求の主効果は有意でなかった ($F(3,153)=3.88$) が, 受け取ったサポートの主効果は有意であった ($F(3,153)=16.64$, $p<.001$). サポートへの欲求と受け取ったサポートの交互作用は有意であった ($F(3,153)=5.237$, $p<.05$). サポートへの欲求の高低とSDS及びSTAIの得点の関係を見たものがFigure 4-4, 4-5である.

抑うつでは, サポートへの欲求が低いとき, すなわちストレスが少ない状態では受け取ったサポートの効果は少ないが, サポートへの欲求が高いときすなわちストレスが多い状態では, 受け取ったサポートの効果が大きい, 緩衝効果(交互作用モデル)が示された. 不安では, 交互作用に有意な結果が得られたが, LH群のほうがLL群より受け取ったサポートの効果が少ない結果が得られているとは言えず, この点は抑うつと異なっている. 不安では緩衝効果が得られていると言えないかもしれない.

しかし, サポートへの欲求が強い者やストレスが多くサポートへの欲求が高くなる状況においては, 抑うつ, 不安ともに, 受け取ったサポートを多くする, つまりサポートを多く与えることが精神的健康度を高めるために有効であることが示唆されていると考えて良いと思われる. このことは, 本人の

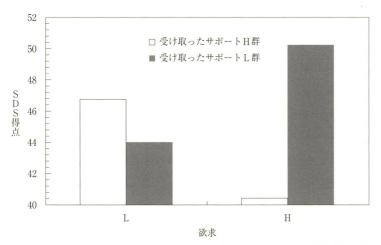

Figure 4-4　サポートへの欲求，受け取ったサポートと SDS との関係（緩衝効果）

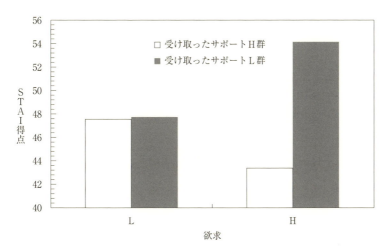

Figure 4-5　サポートへの欲求，受け取ったサポートと STAI との関係（緩衝効果）

サポートへの欲求の高低により，サポートの効力が変わってくることを示している．職場でサポートを与える場合，サポートを受けることを望んでいる者にサポートを与えると，サポートが精神的健康に対して有効に作用するのではないかと考えられる．

第2節　第4章のまとめ

　本章では，ソーシャルサポートと精神的健康との関連を検討した．
　本研究の調査対象者からは，明確な相関関係が示されたとは言い難いが，以下のことが勤労者のソーシャルサポートと精神的健康との関連において推測される．
（1）抑うつの度合いが強い人には，その人が満足感を得られるようなサポートを与えることが抑うつの低減に有効であろう．
（2）不安感を多く持っている人には，サポートを多く与え，受け取ったサポートを多くすることが不安感の低減に有効であろう．
（3）サポートの内容としては，情緒的サポートを与えることが，抑うつや不安感の低減に効果的であろう．
（4）サポートの欲求が高いときにサポートを多く与え，受け取ったサポート量を多くすることは精神的健康度を高めるために有効である．
　抑うつが高い場合と不安が強い場合を比較した場合，抑うつが高い場合の方が上記に示した効果が強く示されるようである．
　本研究では，対象者の職種が限定されているため，得られた結果を勤労者全体に一般化して考えることはできない．そのことを考慮に入れた上で，本研究の結果から推測されることは，抑うつや不安等，勤労者が抱えているメンタルヘルス不調の種類によって効果があるサポートの次元が異なってくるのではないかということである．サポートも，その人がどのような心理的状態にあるかによって，与え方を変えた方が精神的健康の回復に効果があるの

ではないかと考えられる．

　"落ち込んでいる部下や同僚"，"最近，元気がない同じ職場の人"を飲みに誘うということが日本の会社等では行われている．しかし，今回の結果では，"娯楽的サポート"よりも"情緒的サポート"が抑うつや不安感の低減に効果的であると推測される結果が得られた．たとえば，"抑うつ状態"で治療を受けている人が，ゆっくりと休養したいのに職場の人に飲みに誘われ断り切れずに参加し，病気の回復に悪影響を及ぼしたという話を聞いたことがある．今回の情緒的サポートが効果があると思われる結果は，メンタルヘルス不調を起こしている人の生の声と通じるところがあるように思われる．しかしながら，情緒的サポートの効果を論じるときに，"うつの人に対して，励ますことは禁忌"という点は，職場のメンタルヘルス教育で特に強調しておかなければならない重要な点として，指摘されるべき事項である．

第5章 与えるサポートと精神的健康との関連

第1節 与えるサポートと精神的健康との関連【研究6】

　第1章から第4章を通して，ソーシャルサポートのさまざまな側面について検討してきた．いずれもサポートを受ける側からの検討であった．しかし，人は，常にサポートの受け手のみであるのではなく，状況や場面が変化すればサポートの送り手にもなる．では，与えられたサポートの量の差異と，その人の"与えるサポート"すなわちサポートの送り手であるということとどのように関連しているのであろうか．第5章では，研究2で作成した勤労者用ソーシャルサポート尺度を応用し，"与えるサポート"について検討する．

　なお，本章では"受け取ったサポート"を"受け取るサポート"と表現する．これは，"与えるサポート"と"受け取るサポート"という対比性を明確に示すためである．

1　目的

以上より，研究6では次の3点を検証することを目的とした．
（1）　勤労者の与えるサポートについての傾向，特徴の検証，与えるサポートとソーシャルサポートの各次元の関連．
（2）　与えるサポートと精神的健康との関連．
（3）　与えるサポートと受け取るサポートの衡平状態が精神的健康に与える影響．

2 方法

調査対象者の概要，調査にいたる経緯，調査方法

職業：製造業の会社に勤務する会社員（正社員）．

調査対象者の勤務する会社：大手食料品製造，販売会社として一般に知られている企業である（以下，C社と表記）．

対象者の勤務先：C社の東京都内にある特定の食品を製造する工場（以下，D工場と表記）に勤務する者である．D工場の立地条件は，研究2及び研究3の調査対象者の属するB工場とは異なり，周囲にC社の関連工場はなく，商業地帯に単独で作られた工場である．D工場の勤務者は，パート労働者，外国人労働者を含めると，200名弱程度の人数であり，そのうち，正社員は170名程度である．

調査にいたる経緯と勤務者の概要：仲介者を通して，C工場の工場長の紹介を受け，著者が調査依頼の打ち合わせを工場長と実施した．工場長より勤務者の概要について聞いたところ，

（1）職種について

製造，事務の他，周囲にC会社の関連の営業所等がないことから，営業に従事する者もおり，大別すると，職種は，製造・営業・事務の3つである．

（2）役職について

管理職，係長，主任，その他（役職なし）の4区分である．

とのことであった．

調査の趣旨を説明したところ，職制（各セクションの上司）を使って，上司から部下へ調査への回答の協力の指示を出す方法で，確実に回答させるように配慮するとのことであった．回答期間は2週間とした．

実施，回収については，調査用紙は著者が持参し，配布と回答後の用紙の取りまとめは，工場の事務担当者が行ない，その後，著者が工場に赴き，取りまとめられた回答用紙を受領することにより，データを収集することとした．

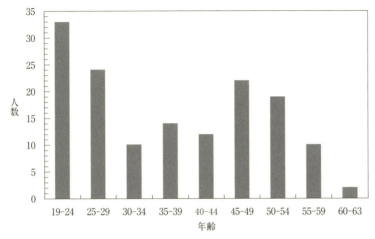

Figure 5-1　年齢分布

　調査用紙は，180部持参し，受領した部数は，161部であった．調査時期は，1995年11月である．

　調査対象者：D工場に勤務する社員161名である．回答に不備があった3人を除く158名（男性128名，女性30名）の回答を分析に使用した．

　対象者の年齢は18〜63歳であり，年齢構成はFigure 5-1に示されている．勤続年数は1年未満〜38年である．

　職種は製造86名，営業28名，事務21名，その他18名，未記入5名であった．

　役職は管理職7名，係長12名，主任25名，その他（役職なし）108名，未記入6名であった．

　調査用紙：調査用紙は，フェイスシートを含めA4判5枚である．フェイスシートの他，4枚の質問票で構成されており，記名欄はない（付録3参照）．

（1）精神的健康を測定する質問票
（2）研究2で作成された勤労者用ソーシャルサポート尺度
（3）与えるサポートを測定する調査票

（4）調査対象者の属性についての調査票

調査用紙の内容は以下のとおりである．

（1）は以下の2つの尺度を合わせて構成された質問票である．

（1）SDS：Zung（1965）の自己評価式抑うつ尺度の日本語版，20項目，4段階評定．得点範囲は20点～80点．

（2）STAI：Spielberger, Gorsuch & Lushene（1970）の特性不安尺度の日本語版，20項目，4段階評定．得点範囲は20点～80点．

教示文は，"ここ1ヶ月間，次のように感じることはどのくらいあるでしょうか？ 当てはまる番号に○をつけて下さい"というものである．4件法で1つを選択して回答する．SDS，STAIともに得点が高いほど，それぞれ，抑うつの度合いが高い，不安感が強いことを示す．

（2）は研究2で作成された勤労者用ソーシャルサポート尺度を使用した．質問紙の構成，教示文，得点の算出方法等は，全て研究2で作成されたものと同じである．

"あなたが職場の問題で困っているときや落ち込んでいる時などに，あなたの周りの人（同僚，友人，職場の上司，家族，その他の人など）は，あなたにどのようなことをしてくれるか"について，ソーシャルサポート尺度の24項目について，それぞれ①そのようなことを実際にどのくらい受けているか，②最もしてくれる人は誰か，③その事にどれくらい満足しているか，④本当にしてもらいたいと思っているか，について質問した．①，③，④の質問については，"十分に受けている（満足している），非常にして欲しい"4点から"全く受けていない（満足していない），全くして欲しくない"1点までの4件法で評価するものである．高得点であればあるほどそれぞれのサポート量が多いことを示す．②の質問では，"上司"，"同僚・社内の人・先輩"，"家族"，"社外の人"，"その他"，"いない"から1つを選択する形式である．

片受・庄司（1996）によれば，サポートの内容は情緒的サポート・情報的サポート・道具的サポート・娯楽的サポートの4因子に分析されると解釈さ

れている．本研究ではサポートを総量として検討することとしたため，因子ごとの分析は実施しなかった．

（3）の"与えるサポートを測定する調査票"は，"職場の問題で困っている人や落ち込んでいる人がいるとき，あなたはその人にどのようなことをしているか"について，ソーシャルサポート尺度の24項目の質問項目を与えるサポートを測定できるように表現を修正し，"非常にしている" 4 点から"全くしていない" 1 点までの4件法で評価するものである．高得点であるほど与えるサポート量が多いことを示す．

（4）の調査対象者の属性は，性別，年齢，勤続年数，職種，役職について記入及び該当する項目の数字に○印をつけることにより，回答を求めた．

手続き：D工場内で調査用紙を配布し調査を実施した．回答期間は 2 週間，実施時期は1995年11月である．

3 結果及び考察
（1）与えるサポートと個人属性の関係

与えるサポートについて各個人ごとに得点を算出し，度数の集計をおこなった．結果は Figure 5-2 に示されている．$M=62.5$　$SD=13.08$ であった．

各変数の平均点と標準偏差は Table 5-1 に示した．与えるサポートは受け取るサポートとほぼ等しい数値を示していることが，Table 5-1 よりわかる．

次に，与えるサポートと年齢，役職，職種との関係を検討した．年齢を19～24歳，25～29歳，30～34歳，35～39歳，40～44歳，45～49歳，50～54歳，55～59歳，60～63歳の 9 群に分け，平均点を比較した（Figure 5-3）．年齢が高くなるほど与えるサポートの平均点も高くなる傾向を示した．与えるサポートの得点を従属変数とし，年齢群を独立変数とする一元配置の分散分析を行った．その結果，年齢の主効果が認められた（$F(8,137)=2.16, p<.05$）ので，最小有意差法により多重比較を行った．その結果，45～49歳は19～24歳より，50～54歳は19～24歳，25～29歳より，また55～59歳は19～24歳，25～

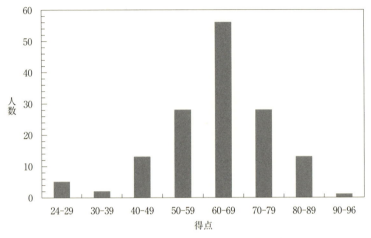

Figure 5-2　与えるサポートの度数分布

Table 5-1　サポートの各次元，SDS，STAI の平均と標準偏差

	M	SD
受け取る	62.2	13.00
欲求	73.5	14.16
満足感	67.4	13.41
SDS	44.7	7.73
STAI	48.9	8.80

受け取る：受け取るサポート　欲求：サポートへの欲求
満足感：サポートへの満足感

29歳, 30～34歳, 35～39歳より与えるサポート量が5％水準で有意に多いことが明らかになった．これより一般に高い年齢層は若年者層より与えるサポート量が多いと言える．また，役職，職種を独立変数とする一元配置の分散分析を行ったがこれは有意な結果は得られなかった．

役職や職種によって与えるサポート量に差が見られないということは，上位の役職を得ることや職種が異なることは，与えるサポート量に影響を与えにくいことが推測される．しかし，今回の研究では対象者が食料品製造会社

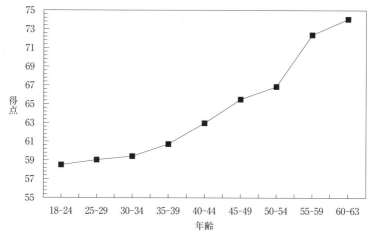

Figure 5-3　年齢別与えるサポートの平均点

の工場に勤務する社員であり，役職に関しては管理職，係長の人数が少なく，職種も工場内に限られたものである．役職や職種に関することは他の企業等にも調査範囲を広げ，さらに検討を要する問題であると思われる．

（2）与えるサポートと受け取るサポートの関係

　与えるサポートとソーシャルサポートの各次元，SDS，STAIとの相関係数は，Table 5-2に示されている．与えるサポートは受け取るサポートと相関が強く（$r=.459$, $p<.001$），サポートへの欲求，サポートへの満足感とも正の相関を示した．また，SDSとは負の相関を示したが（$r=-.346$, $p<.001$），STAIとは有意な相関を示さなかった．

　このことは，与えるサポートと受け取るサポートは関連が強く，サポートを多く与える者はサポートを多く受け取り，サポートを多く受け取る者はサポートを多く与えるという互恵性を示していると言える．また，与えるサポート量が多い者はサポートへの欲求や満足感も高いという結果が得られた．このことは，人に多くのサポートを与える者は積極的にサポートを求め，そ

Table 5-2 与えるサポート，ソーシャルサポートの各次元，SDS，STAI 間の相関

	与えるサポート	受け取る	欲求	満足感	SDS
受け取る	.459***				
欲求	.423***	.640***			
満足感	.323**	.816***	.590***		
SDS	－.346***	－.406***	－.239*	－.483***	
STAI	－.142	－.343***	－.055	－.399***	.645***

受け取る：受け取るサポート　欲求：サポートへの欲求　満足感：サポートへの満足感
*** $p<.001$　** $p<.01$　* $p<.05$

の結果受け取るサポート量が多くなり，満足感も高くなると考えられる．

　抑うつ感と与えるサポート量には負の相関が示されたが，不安と与えるサポート量には関連が示されなかった．このことは，与えるサポート量を自分の周囲に対する反応の量を表していると考えると，抑うつ傾向がある場合反応そのものが低下するため，周囲へのサポートを与えることが減少するが，不安の場合は周囲へサポートを与えないことが，より負債感を生み出すので不安の低減のために不安を抱えながらもサポートを与えることが想定される．宗像（1996）は不安に対する対処の類型に"行動発散"型という，忙しくして気を紛らわすことによって不安に対処する類型があることを明らかにしている．このことから本研究では，不安と与えるサポートとの間には関連は示されなかったが，これは不安感を持ちながらも，対処方法として周囲にサポートを与えて不安に対処する者がいたためかもしれない．そのため，不安は抑うつと異なり，与えるサポート量と有意な相関を示さなかったことも推測される．このことから，ソーシャルサポートの互恵性や衡平状態が精神的健康度を規定するといいきれないことにもなるが，抑うつと不安に関しては，それぞれの対処行動の特性も念頭に置いた上でサポートとの関連を検討していくことが必要であると考えられた．

　また，本研究の調査対象者においては，受け取ったサポートとSDS，STAIに研究6の調査対象者より高い負の相関（それぞれ，－.406，－.343）が

見られ，サポートへの満足感とSDS, STAIの間にも同様の傾向が見られたことは注目すべき点である．受け取ったサポートと抑うつ，不安は相関関係が強い可能性や調査対象者によって相関関係が変化する可能性も推測することができる．今後，幅広い調査を実施し，受け取ったサポートと精神的健康との関連を明らかにしていく必要性があると言える．

（3）サポートの衡平状態とサポートへの欲求，満足感と精神的健康についての検討

　衡平理論から与えるサポート及び受け取るサポートとの関係を考えると，与えるサポート量が多く受け取るサポート量も多い，また与えるサポート量が少なく受け取るサポート量も少ない者は均衡が保たれており，健康状態に悪影響を及ぼすことが少ないとされる．一方，与えるサポート量が多く，受け取るサポート量が少ない者や与えるサポート量が少なく，受け取るサポート量が多い者は不均衡な状態であり，健康に悪影響を及ぼしやすいと言える．

　そこで本研究では，与えるサポートと受け取るサポートの量をそれぞれ平均値（M）をもとに高得点群（H群）と低得点群（L群）に分類し，その組み合わせから4類型を作成した．すなわち，与えるサポート（$M=62.5$）では63以上をH群，62以下をL群，受け取るサポート（$M=62.2$）では63以上をH群，62以下をL群とした．4類型は以下のとおりである．

（1）与えるサポートの量が多く受け取るサポート量が多い群
　　　（以下HH群：高サポート授受群）．
（2）与えるサポート量が多く受け取るサポート量が少ない群
　　　（以下HL群：高サポート付与群）．
（3）与えるサポート量が少なく受け取るサポート量が多い群
　　　（以下LH群：高サポート受理群）．
（4）与えるサポート量が少なく受け取るサポート量も少ない群
　　　（以下LL群：低サポート授受群）．

群分けは,調査対象者各人の与えるサポートの得点,受け取るサポートの得点から,H群,L群に該当する得点を有し,さらにその得点が4群の組み合わせに該当する者を抽出するという手続きによって行われた.

SDS及びSTAIの得点をそれぞれ従属変数とし,与えるサポートの高低と受け取るサポートの高低を独立変数とする2×2の二要因配置の分散分析を行った.各群の平均点,標準偏差をTable 5-3に示した.SDSでは与えるサポートに有意な主効果が見られ($F(1,90)=4.34$, $p<.05$),交互作用は有意な結果を示さなかった.下位検定を最小有意差法により行ったところ,5%水準でLL群(低サポート授受群)と他の3群間に有意差が認められ,LL群(低サポート授受群)は他の群と比較して有意に得点が高かった.STAIでは受け取ったサポートに有意な主効果が見られ($F(1,90)=11.4$, $p<.001$),交互作用は有意な結果を示さなかった.下位検定を最小有意差法により行ったところ,5%水準でLL群(低サポート授受群)はLH群(高サポート受理群),HH群(高サポート授受群)と比べて有意に得点が高く,HL群(高サポート付与群)はLH群(高サポート受理群)と比較して有意に得点が高いという結果が得られた.

この結果からは衡平状態が精神的健康度に与える影響については実証されなかった.抑うつはサポートの授受双方との関連がみられ,不安は受け取るサポートの量が少ない場合ほど高くなる傾向が示され,与えるサポート量,受け取るサポート量が共に少ない群が精神的健康度が最も低い傾向があるという結果が得られた.勤労者においては衡平状態よりも周囲にサポートを与

Table 5-3 SDS・STAIに対する高—低得点群の平均点(SD)

	HH群	HL群	LH群	LL群
N	31	15	15	29
SDS	42.51(7.78)	43.40(6.38)	43.60(5.64)	48.62(6.94)
STAI	46.19(8.53)	50.87(8.03)	43.67(6.13)	52.21(10.23)

えないことや周囲からサポートを受けられないという状況が抑うつや不安の度合いを高めることになると推測される．つまり勤労者においてはサポートを与えないし，受け取ることも少ないという状態は衡平で安定しているとは考えられず，むしろ本人がサポートを与えたいと思っているのに与えにくい環境にある，あるいはサポートへの欲求は強いが実際に受け取る量は少なく，結果として与えるサポート量と受け取ったサポート量が少なくなってしまっているという場合が想定される．今後，この点に関してさらに詳しい分析が必要である．周・深田（1996）は青年を対象にソーシャルサポートの衡平状態は負債感や負担感を規定し，そして負債感や負担感は心身の健康を規定するとしている．今回は負債感や負担感の測定はなされなかったが，勤労者においても不均衡な状態はまず感情に何らかの変化を及ぼし，それが精神的健康度に影響を及ぼすのかもしれない．

第2節　第5章のまとめ

　本研究から，勤労者の与えるサポートとソーシャルサポートの各次元には正の相関があること，また抑うつとは負の相関があることが示された．したがって，多くのサポートを与えられることはサポートの送り手となる結果をもたらすことが示唆された．また，サポートを与えられる者は抑うつ感が低く，抑うつ感が低い者はソーシャルサポートを与える傾向があることから，与えるサポートと精神的健康度との関連が示された．職場内でそれぞれがサポートの量を増やすように心がけることは，サポートの送り手を増やし，サポートが行われやすい職場作りに役立つと考える．サポートの衡平状態が精神的健康度に与える影響については実証がなされなかったため，今後サポートの不均衡な状態と負債感や負担感等の感情との関連を研究する必要がある．また，調査の実施方法について，本研究では与えるサポート及びソーシャルサポートの3つの次元について回答を求めたため，調査対象者は，同一ある

いは非常に似ている質問項目に4回，回答したことになる．従来の研究でも類似の方法が用いられており，知覚されたサポートと受け取ったサポートの間に，極めて高い正の相関が見られ（周, 1993），4種類のサポートは相互に独立していない（周, 1996）という結果が得られている．したがって，同じ質問に対して異なる角度から得られた反応でも相関が高くなるという現象が生じやすい．このことから，本研究での与えるサポートとソーシャルサポートの各次元の相関が高くなった可能性も否定できない．今後は，質問紙の内容を工夫して，調査対象者の負担を軽くすることも必要であると考えられた．

第6章　ソーシャルサポートと性格要因との関連

　第3～5章では，ソーシャルサポート，与えるサポートについて，その構造や精神的健康に与える影響について検討した．ソーシャルサポートや与えるサポートを考える上で，サポートを受ける量が多い人と受ける量が少ない人，サポートをよく与える人とサポートをあまり与えない人がいることは，勤労者であれば職場内で実感できることである．

　研究4の約500人の工員を調査対象とした研究では，受け取るサポート量の大小とサポートへの欲求の高低によって，4群を作成し，サポートの満足感を規定する要因について検討を加えた．その際に得られた知見として，4群の中でも，サポートへの欲求が高く，受け取ったサポート量が多い者（HH群）とサポートへの欲求が低く，受け取ったサポート量が少ない者（LL群）の人数が多かった．サポートへの欲求が低く，サポートを受け取った量が多い者（LH群）とサポートへの欲求が高く，受け取ったサポート量が少ない者（HL群）のサポートへの欲求と受け取ったサポート量がアンバランスな調査対象者は，極めて数が少なかった．研究4の知見のみで判断すると，調査対象者が特定の仕事に従事している者であり，勤労者一般に当てはめて傾向を述べられないが，サポートを欲しいという欲求によってどの程度サポートを受けられるかが，ある程度決まってしまうような印象を受ける．

　しかし，職場の実態を見ると"規則や決まりを守る""礼儀正しい""真面目である"といういわゆる職場や上司側から見て望ましい性格や行動特徴を持つ者は，上司から高く評価を受け，ねぎらいの言葉をかけられたり，食事等に誘われたりするという話を聞く．ソーシャルサポートを受けやすいか，そうでないかは，勤労者本人の性格や行動特性の影響も大きいと考えられる．橋本（2005）もソーシャルサポートと関連して最も多く議論されているのは

パーソナリティであろうと述べている．

第1節　ソーシャルサポートと性格要因，精神的健康との関連 【研究7】

　勤労者のソーシャルサポートを論じる上でも性格要因がサポートに与える影響は，検証しておいた方がよい事柄であると考える．サポートを受けやすい性格特徴が実証されれば，そのような特徴を持たない者には積極的にサポートを与える必要も出てくるであろう．そこで，第6章では，横断的研究である本研究の分析方法に検討の余地はあるが，ソーシャルサポートと性格要因及び精神的健康との関連を共分散構造分析を用いて明らかにしていくこととした．

1　目的
　ソーシャルサポートと性格要因，精神的健康との関連及びソーシャルサポートと性格要因との因果モデルを構成する際に必要な潜在変数を規定する観測変数を収集することを目的とした．

2　方法
（1）調査対象者の概要，調査にいたる経緯，調査方法
　調査対象者の概要：東京都内にあるE短期大学の通信過程に在学する学生80名（男性30名，女性50名）．年齢は，18歳～56歳（平均年齢25.9歳）．80名のうち社会人で，正式な会社員，職員等として勤務しながら通学している学生が45名（平均年齢30.1歳）含まれている．
　調査を依頼したE短期大学のF講師の話によると，"社会人の学生の勤務先は，各種会社，公務員，団体等さまざまであり，職種も営業，事務，販売等，多岐に渡っているが，特殊な仕事に就いている者はいない．勤務先，職

種等の詳細なデータは外部に出せず，社会人か否かだけは，データを提示できる．社会人ではない学生もアルバイト等をしている学生がほとんどであり，通常の大学生よりも勤労者に近い体験や感覚を持っている者が多いのではないか"ということであった．

"また，学習方法は通信制のため，日常は自宅で通信教材により学習し，課題を学校に送付することによることが主になる．それ以外は，年に2回程度のスクーリング（通学学習）に出席することが義務づけられている．スクーリング期間は1週間程度であり，スクーリングの際は大学の教員による授業を受ける．"とのことだった．

調査にいたる経緯：スクーリングの授業を担当しているF講師に調査の目的を話し，データの収集を依頼した．F講師の専門及び担当科目は"心理学"である．スクーリング期間中に担当する時限が数時限あるとのことだったため，研究9のサポートの認知場面の研究とともに本研究への協力を求めた．F講師は，授業中にY－G性格検査を各自に実施，採点してもらい，自分の性格を知るということを授業内容として行っているとのことであった．そのため性格要因のデータとしてY－G性格検査を使用することとした．

Y－G性格検査は，スクーリング期間中のX日の心理学の授業中に施行されたデータを使用した．サポートの認知に関する研究はX＋2日に実施された．サポートや精神的健康度関係のデータは，X＋2日の心理学の授業中に回答された調査票をデータとして用いた．

（2）調査用紙

ソーシャルサポートの調査票：片受・庄司（1996）が作成した勤労者用ソーシャルサポート尺度24項目：質問紙は，勤労者を対象としたものであるため，表現を学生にも対応するように以下の点に注釈を加えて使用した．教示文の"あなたが職場の問題で困っている時や落ちこんでいる時などに"を"あなたが職場（学校）の問題で困っている時や落ちこんでいる時などに"

と修正を加えたほか,周りの人を示す対象者について,同僚,職場の上司を同僚(学校の友人),職場の上司(学校の先生)とした.

得点の算出方法等は,研究2で作成されたときと同一である.

精神的健康度についての調査票：以下の2つの尺度を合わせた調査票であり,研究6で使用された調査票と同一である.

（1）SDS：Zung (1965) の自己評価式抑うつ尺度の日本語版,20項目,4段階評定.得点範囲は20点〜80点.

（2）STAI：Spielberger, Gorsuch & Lushene (1970) の特性不安尺度の日本語版,20項目,4段階評定.得点範囲は20点〜80点.

教示文は,"ここ1ヶ月間,次のように感じることはどのくらいあるでしょうか？ 当てはまる番号に○をつけて下さい"というものである.4件法で1つを選択して回答する.SDS,STAIともに得点が高いほど,それぞれ,抑うつの度合いが高い,不安感が強いことを示すものである.

（上記の2つの調査票は,X+2日に実施,回収されたものを使用した.）

性格についての質問紙：Y－G性格検査の本検査用紙を使用し,実施要領に基づいて授業時間中に施行した.

3 結果及び考察

（1）ソーシャルサポートの各次元と精神的健康との関連

ソーシャルサポートの各次元と精神的健康との相関を検討した.結果はTable 6-1に示されている.抑うつ,不安の程度は受け取ったサポート,サポートへの満足感と有意な負の相関を示したが,サポートへの欲求とは有意な相関を示さなかった.

研究5でも同様の分析を行ったが,今回の結果は,研究6の調査対象者における分析と同様に,受け取ったサポート,サポートへの満足感と抑うつ,不安の程度との負の相関が顕著であり,研究5とは異なる結果が示された.受け取ったサポート,サポートの満足感が抑うつや不安と相関関係が強いの

Table 6-1 サポートの各次元および精神的健康との相関

	SDS	STAI
受け取ったサポート	$-.405^{**}$	$-.471^{**}$
サポートへの欲求	$-.105$	$-.121$
サポートへの満足感	$-.534^{**}$	$-.560^{**}$

$^{**}\ p<.01$

か，あるいは本結果は，調査対象者の特徴に特有のものであるのかは，分かりかねるところではある．各研究の対象者によって異なった結果が得られたことは，今後検証すべき点であると考える．

本結果を調査対象者に帰属させるならば，学生や社会人であるが学生生活を送っている者は，学生生活でサポートを受ける機会が多く，そのことが受け取ったサポート，サポートへの満足感と精神的健康との負の相関が強いことに関連していること等が考えられる．

小牧（1994）の社会人を対象とした研究でも，サポートとメンタルヘルスの関係は，事務職においてサポートはすべて有意な正の相関を示し，サポート量が多いことはメンタルヘルスに有効に作用したが，営業職，販売職等では，上司の情緒的，道具的サポートの両方で相関は有意ではなく，サポートが有効に作用しなかったとしている．サポートの有効性は職種等の要因によって異なることが推測される．今後は，社会人は職種等について，あるいは社会人で学生である者について等，属性を明確にした研究が一層望まれると言えよう．

抑うつと不安の程度は有意な高い正の相関（$r=.84$）を示し，抑うつと不安を合わせて精神的健康度を示す変数として規定できると推測された．

（2）受け取ったサポート，サポートへの満足感と性格要因との関係

受け取ったサポートおよびサポートへの満足感とY－G性格検査の下位尺度との関連を検討した．相関係数は Table 6-2 に示されている．受け取った

Table 6-2 サポートの各次元及び精神的健康とY-G性格検査の下位尺度間の相関

	D	C	I	N	O	Co	Ag	G	R	T	A	S
受け取ったサポート	-.356**	-.133	-.297**	-.380**	-.209	-.467**	.011	.206	.274*	.383**	.266*	.320**
サポートへの欲求	-.134	.139	-.013	-.080	.061	-.185	.135	.150	.277*	.320**	.219	.266
サポートへの満足感	-.448**	-.294**	-.429**	-.430**	-.349**	-.501**	.031	.358**	.235*	.272*	.308**	.421**
SDS	.641**	.435**	.582**	.541**	.503**	.573**	-.047	-.454**	.029	-.275*	-.339**	-.391*
STAI	.628**	.395**	.590**	.631**	.471**	.614**	-.020	-.478**	-.065	-.407**	-.377**	-.432*

** $p < .01$ * $p < .05$

サポートは，Y－G性格検査の12下位尺度のうち，D（抑うつ性），I（劣等感），N（神経質），Co（協調性がないこと）といずれも有意な負の相関を示し，R（のんきさ），T（思考的外向），A（支配性），S（社会的外向）と有意な正の相関を示した．

サポートへの満足感は，D（抑うつ性），C（回帰的傾向），I（劣等感），N（神経質），O（客観性がないこと），Co（協調性がないこと）といずれも有意な負の相関を示し，G（一般的活動性），R（のんきさ），T（思考的外向），A（支配性），S（社会的外向）と有意な正の相関を示した．

サポートへの性格要因の影響をさらに詳しく検討するために，有意な相関が示されたY－G性格検査の下位尺度を説明変数とし，受け取ったサポートおよびサポートへの満足感を従属変数とする重回帰分析をステップワイズ法によりそれぞれおこなった．その結果，受け取ったサポートでは，CoとRの2つの尺度が抽出された．協調性があり（協調性がないことの得点が低く），のんきである者がサポートを受けやすい傾向が強いことが示された（Table 6-3）．

サポートへの満足感については，CoとSの2尺度が抽出され，協調性があり，社会的外向性が強い者がサポートを受けたときの満足感が強いことが明らかになった（Table 6-4）．

重回帰分析の結果から抽出された3つの性格特徴間の相関について，

Table 6-3　Y－G性格検査の下位尺度の受け取ったサポートへの重回帰分析

	受け取ったサポート
Co	－.465**
R	.271**
重相関係数	.539
決定係数	.291

** $p < .01$

Table 6-4　Y－G性格検査の下位尺度のサポートへの満足感への重回帰分析

	サポートへの満足感
Co	－.398**
S	.269*
重相関係数	.560
決定係数	.313

** $p<.01$　* $p<.05$

　CoとSの間には有意な負の相関（$r=-.38$）をRとSの間には有意な正の相関（$r=.47$）を認めたが，CoとRの間には有意な相関が得られなかった（$r=.01$ n.s.）．このことから，受け取ったサポート，サポートへの満足感の双方に影響を与える性格要因としてはCoとSを用いることが適切であると考えられた．

（3）性格要因と精神的健康との関連

　重回帰分析の結果によって，受け取ったサポート，サポートへの満足感を規定するとして抽出されたCo，R，Sと抑うつ，不安との関係を検討した．Coは抑うつと有意な強い正の相関を示し（$r=.61$），不安とも有意な強い正の相関を示した（$r=.61$），Sは抑うつと有意な負の相関を示し（$r=-.39$），不安とも有意な負の相関が認められた（$r=-.43$）．Rは抑うつと有意な相関を示さず（$r=.03$ n.s.），不安とも有意な相関を示さなかった（$r=-.07$ n.s.）．協調性があり，社会的外向性が強い者は，精神的な健康度が高く，精神的健康度が高い者は，協調的であり，社交的外向性も強いという関連が認められた．

第6章 ソーシャルサポートと性格要因との関連　125

第2節　共分散構造分析を用いたソーシャルサポートと性格要因，精神的健康との因果関係の検討【研究8】

　従来の研究では，ソーシャルサポートが精神的健康に好ましい影響を与えることが指摘されている．しかし，サポートを規定する性格要因，ソーシャルサポート及び精神的健康の3つの要因間の因果関係については，十分に明らかにされていない．そこで，研究8では共分散構造分析を用いてソーシャルサポートと性格要因，精神的健康との因果関係を明らかにする．

1　目的
　共分散構造分析を用いてソーシャルサポートと性格要因，精神的健康との因果関係を明らかにする．

2　方法
　対象者は，東京都内の短期大学の学生80名（男性30名，女性50名）であり，研究7で得られたデータについて，設定された因果モデルを共分散構造分析（豊田，1992）により分析し，妥当性を確認し，概念間の因果係数により，モデルの検証を行う．分析にはSmall Waters社のAmos4.0を使用した．

3　結果及び考察
（1）共分散構造分析の変数の設定
　最初の分析で得られた知見をもとに次の3つの観測変数および潜在変数を想定した．
①ソーシャルサポートの3次元のうち，受け取ったサポートとサポートへの満足感が精神的健康度を規定する要因としてあげられる．2つの次元を観測変数とする潜在変数は"ソーシャルサポート量"と命名され，精神的健

康に好ましい影響を与える要因となる．
② "ソーシャルサポート量" を規定する性格要因は，協調性と社会的外向性であると考えられる．したがって，2つの性格要因を観測変数とする潜在変数は "対人関係能力" と命名することが可能であり，"ソーシャルサポート量" を高める要因となる．
③ 抑うつと不安は高い正の相関を有し，観測変数の抑うつと不安を合わせた潜在変数は "精神的不健康" と名づけることができる．

　上記①〜③の要因の関連を検討し，分析を行う基本的なモデルを設定した．基本的に考えたモデルは，ソーシャルサポート量（受け取ったサポート，サポートへの満足感）を規定する要因は，対人関係能力（協調性，社会的外向性）であり，対人関係能力がサポート量を規定し，サポート量が精神的不健康（抑うつ，不安）に好ましい影響を与えるというものである．以上を仮説としてパス図として表現し，まず妥当性の分析をおこない，分析結果を考慮して，順次適合性の良いモデルを求めていくこととした．

（2）共分散構造分析の実施

　まず，基本的に考えたモデルをもとに分析を実施した．"ソーシャルサポート量（受け取ったサポート，サポートへの満足感）" および "対人関係能力（協調性，社会的外向性）" と "精神的不健康（抑うつ，不安）" に因果関係を想定し，"ソーシャルサポート量（受け取ったサポート，サポートへの満足感）"，"対人関係能力（協調性，社会的外向性）" から "精神的不健康（抑うつ，不安）" へのパスが形成され，"対人関係能力（協調性，社会的外向性）" が "ソーシャルサポート量（受け取ったサポート，サポートへの満足感）" を規定するモデルを検討した（モデルA：Figure 6-1）．その結果，χ^2値は2.55，その確率は0.86で有意な結果は得られたが，"ソーシャルサポート量（受け取ったサポート，サポートへの満足感）" から "精神的不健康（抑うつ，不安）" のパスに有意な結果が得られず（C.R.=0.34），"対人関係能力（協調性，社会的外向性）" から "精

第6章 ソーシャルサポートと性格要因との関連　127

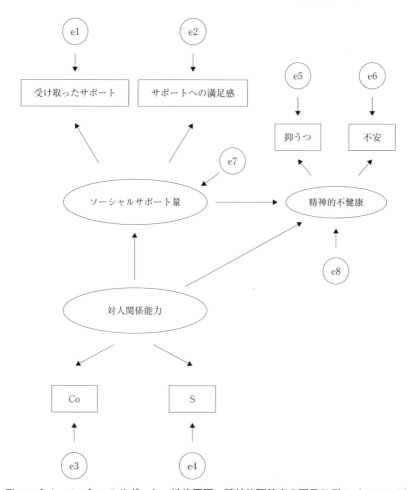

Figure 6-1　ソーシャルサポート，性格要因，精神的不健康の因果モデル（モデルA）

神的不健康（抑うつ，不安）"のパスにも有意な結果が認められなかった（C.R.= -1.81）．次に，モデルAを修正し，モデルAより"対人関係能力（協調性，社会的外向性）"から"ソーシャルサポート量（受け取ったサポート，サポートへの満足感）"へのパスを除いたモデルを設定し，再度分析をおこなった（モデルB：Figure 6-2）．結果は，χ^2値は16.58，その確率は0.02であり，モ

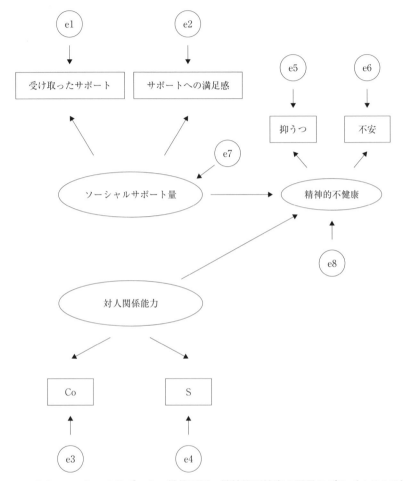

Figure 6-2　ソーシャルサポート，性格要因，精神的不健康の因果モデル（モデルB）

デルBは受容されなかった．

　さらに，モデルAより，"ソーシャルサポート量（受け取ったサポート，サポートへの満足感）"から"精神的不健康（抑うつ，不安）"へのパスを除き，そこに共分散を認めるモデル（モデルC；Figure 6-3）を設定した．χ^2値は2.55でその確率は0.86で有意な結果は得られたが，"ソーシャルサポート量（受

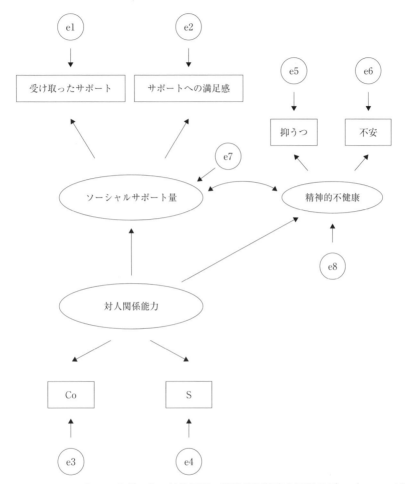

Figure 6-3 ソーシャルサポート,性格要因,精神的不健康の因果モデル(モデルC)

け取ったサポート,サポートへの満足感)"と"精神的不健康(抑うつ,不安)"への共分散に有意な結果が得られなかった(C.R.=0.39).

そこで,モデルAより,"ソーシャルサポート量(受け取ったサポート,サポートへの満足感)"から"精神的不健康(抑うつ,不安)"のパスを除いたモデルを設定し,分析をおこなった(モデルD:Figure 6-4).その結果, χ^2 値は

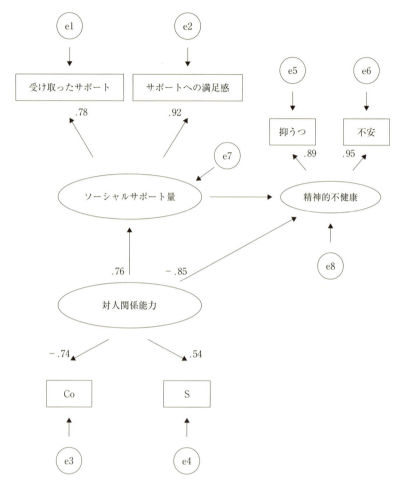

Figure 6-4 ソーシャルサポート，性格要因，精神的不健康の因果モデル（モデルD）

2.71でその確率は0.91で有意な結果が得られ，すべてのパスに有意な結果が示された．また，GFI=0.99，およびAGFI=0.97といずれも高い値が得られ，モデルの適合度は良好であった．結果をFigure 6-4に示した．モデルAとモデルDの異なっている大きな点は"ソーシャルサポート量（受け取ったサポート，サポートへの満足感）"は"精神的不健康（抑うつ，不安）"と因果

関係が設定されず，"対人関係能力（協調性，社会的外向性）"から"精神的不健康（抑うつ，不安）"への因果関係が認められたということである．

モデルDの因果関係を詳しく検討すると，"対人関係能力（協調性，社会的外向性）"から"ソーシャルサポート量（受け取ったサポート，サポートへの満足感）"への因果係数は0.76であり，"対人関係能力（協調性，社会的外向性）"は"ソーシャルサポート量（受け取ったサポート，サポートへの満足感）"の強い規定因になっていることが示された．協調性があり，社会的外向性が強い者は，サポート量が多い，すなわち，サポートを多く受けることが多く，それに満足しやすいことが明らかになった．

"対人関係能力（協調性，社会的外向性）"から"精神的不健康（抑うつ，不安）"は－0.85と強い負の因果関係を示した．対人関係を良好に保つ能力がある者は精神的不健康におちいることは少ないという結果が示された．このことは，勤労者にたとえると，平成14年労働者健康状況調査（労働省, 2002）によると"仕事や職業生活での強い不安，悩み，ストレスの内容別労働者割合"で強い不安，ストレス，悩みの内容の第一位が"職場の人間関係"ということで示されているが，対人関係を良好に保つ能力が高い者は，そのことだけで不安やストレスを感じることが少なかったり，悩みを持ちにくいことが精神的な健康に有意に作用していることが考えられた．

本研究は共分散構造分析を用いてサポートを規定する性格要因を考慮に入れ，ソーシャルサポートが精神的健康に与える影響について検討することを目的とした．分析の結果，"ソーシャルサポート量"から"精神的不健康"への因果関係には有意な結果が示されず，"対人関係能力"が"ソーシャルサポート量"を規定し，それが精神的健康へ有効に作用するという仮説は立証されなかった．すなわち，社交性や協調性で示される対人関係能力が，ソーシャルサポート量や精神的不健康の規定要因になることが示された．このことは，共分散構造分析を用いたことによって，ソーシャルサポート量が多い者が抑うつや不安の度合いが低いという相関関係をより，詳細に検討した

結果，相関関係は見られても因果関係は生じないということを新たに立証したものであり，今後のソーシャルサポートが精神的健康に影響する因果関係を詳細に検討するための研究として意義があるものと考えられる．

　本研究は，ソーシャルサポートと性格要因の関連等をサポートの3次元を用いて，共分散構造分析によって分析した．その結果，協調性と社会的外向性の性格要因が受け取ったサポートとサポートへの満足感で示されるソーシャルサポート量の規定要因になるという新たな知見が得られた．しかし，Y－G性格検査で測定される12尺度の性格要因のうち，2尺度のみがソーシャルサポート量を規定するという結果は，藤原・狩野（1993）の与えられるサポートの効果には，性格による差異は特に認められなかったとする報告に近い内容であった．性格要因としては，ISELの得点は自尊心の高さと高い正の相関を得た等の性格要因とソーシャルサポート量の間で有意な結果が得られた例もある．Y－G性格検査で測定される性格要因がソーシャルサポートと因果関係を生じにくいのかもしれない．今後，他の性格要因も考慮に入れた，性格とソーシャルサポートの関連を検討する必要があると考える．また，本研究では精神的健康（不健康）の概念を抑うつと不安と操作的に定義したが，精神的健康には，緊張，怒り，疲労，ストレスを感じる度合い等のさまざまな概念が包括される．今回の研究は精神的健康（不健康）を抑うつと不安に限定した結果として精神的不健康を含む因果モデルが形成されたということも考えられる．今後は精神的健康（不健康）の概念を別の指標にしたり，また，幅広く捉えることも必要であろう．

　浦（1992）はソーシャルサポートが人の健康に影響を及ぼすのは，その人の経験するストレスフル・イベントがその人の処理能力を超える場合だけというようにソーシャルサポートのストレス緩衝仮説について述べているが，今後は，調査の時点でストレスとなりうる出来事があるのかないか，程度はどのくらいか等，ストレスフル・イベントの有無や量を充分に考慮に入れて，ストレスフル・イベントがある一定量以上，生じている人に対象を絞り，性

格要因，ソーシャルサポート，精神的健康の因果関係を検討すると，本研究と異なった結果が生じることも予測でき，ソーシャルサポートの効果や性格要因がサポートに与える影響も明確になるかもしれない．

あるいは，周（2000）はソーシャル・サポート獲得方策リストを作成するにあたって，サポートの要求量と受け取り量が同じ人，あるいは要求量よりも受け取り量が多い人は，上手にさまざまな方法を使い分け，サポートを入手しているのであろうと述べている．本研究の因果モデルで示された社交性や協調性も対人接触能力を示していると考えられ，サポート獲得方略を内包していると見ることもできる．今後，性格要因と獲得方略の関連や差異を検討していくことも必要であると思われる．

また，用いた尺度も勤労者用の尺度を学生用に表現を工夫して使用した点，調査対象も短大生ではあるが学生と社会人を含むという点もあり，これらの点は今後の課題としてより精緻化された研究が望まれる．勤労者用の尺度が学生に使用するのに耐えうる信頼性を有するのか，厳密な研究，あるいは，社会人と学生に分けた因果モデルの研究等が今後の課題として考えられる．

本研究も勤労者用のソーシャルサポート尺度を短大生に注釈を加えて実施したことに検討の余地はあるかもしれない．尺度も勤労者用の尺度で得られた結果という点に留意すべきであろう．しかし，ソーシャルサポート量と対人関係能力，精神的健康の因果モデルを検討するにあたり，基礎的，萌芽的な研究としての意義はあると考える．

最後に，本研究は1時点における横断的研究であり，因果関係や長期的効果を実証するものであるとは言えない．因果関係や長期的効果の検証をするためには，縦断的な分析を行ない，さらに検討を加える必要があると考える．

第3節　第6章のまとめ

本研究では，性格要因（対人関係能力）が，ソーシャルサポート量と精神

的健康を規定するという結果が示された．橋本（2005）は，ソーシャルサポートとパーソナリティ，そして健康状態の間には，4つの基本的パターンが考えられるとしている．4つとは，

（1）サポート媒介・調整モデル（パーソナリティと健康の関連を，サポートが媒介・調節する）

（2）パーソナリティ媒介・調整モデル（サポートと健康の関連を，パーソナリティが媒介・調節する）

（3）独立モデル（サポートとパーソナリティが，それぞれ個別に健康に影響を及ぼす）

（4）アーティファクト・モデル（パーソナリティがサポートと健康の両方に影響を及ぼした結果，サポートと健康の間に擬似的な関連が生じる）

というパターンである．上記の4つの分類に本研究の結果を当てはめると，本研究では，"アーティファクト・モデル" が示されたと言える．

しかし，橋本（2005）は，"4つのモデルを含め，サポート，パーソナリティ，そして健康状態の関連パターンには，さまざまな可能性があると考えられる" そして，"どのモデルが相対的に妥当であるか，という疑問について明確な答えを出すことは難しい" としている．本研究では，パーソナリティについて，Y－G性格検査で示される性格特性の下位尺度を用いたが，異なるパーソナリティ要因を用いて因果モデルの検討を行えば，"アーティファクト・モデル" が示されなかったという可能性もあると思われる．今後は，各種のパーソナリティ要因を用いて，ソーシャルサポートと精神的健康との因果モデルを検討する必要があると考えられる．

第7章 ソーシャルサポートとサポート場面の認知との関連

第1節 ソーシャルサポートとサポート場面の認知に関する研究1【研究9】

現在，ソーシャルサポートの測定には質問紙が多く用いられている．しかし，質問項目への回答は本人のサポートに対する認知が影響を及ぼしていると考えられる．例えば，上司がサポートを与えても受け手がその行動をサポートと認知しない場合には，質問項目の回答として，"サポートを受け取った"とは答えないであろう．ソーシャルサポートを正確に測定するためには，各個人のサポートに対する認知の差や特徴を検討することが必要であると考えられる．

以上のことから，第7章ではソーシャルサポートとサポート場面の認知（実際にサポート場面を見たときの認知）との関連および因果関係について検討することとした．

1 目的

本研究では，サポートの認知量を"サポートが与えられている場面をサポートと認める認知（知覚）の度合い"と定義した．研究の目的として，片受・庄司（2000a），片受・庄司（2003）の研究によって得られたソーシャルサポートについてのこれまでの結果を踏まえて，

（1）個人によるサポートの認知量の大小．
（2）認知量とソーシャルサポート量の関係．

（3）サポートの種類（情緒的サポート，情報的サポート等）による認知量の差異．
（4）性別や有職者等の個人の属性による認知量の差異．
（5）不安や抑うつ等の精神的健康度と認知量の関連．
を検討することとした．

　仮説は，"サポート場面の認知は，サポートへの欲求や受け取ったサポート，サポートへの満足感と正の相関があり，サポートを認知しやすい（しにくい）者は，各種のサポート量が多い（少ない）"ということである．また，サポートの認知と各種のサポートに有意な関連が見られれば，サポート量は精神的健康と関連があるため，サポートの認知量と精神的健康に何らかの関連が見られるであろうと推測した．

2　調査要領

　調査要領は，集団に同一のサポート場面の写真をOHPで提示し，認知量等についての質問紙に回答を求めるという方法を用いた．対象者は，有職者（社会人）の短期大学生（有職者でない者も含む）が中心であった．さらに，写真で提示するという方法から，サポート場面に対して"他者がサポートを受けている場面を第三者的な視点で観察した場合"と"自らが写真の中のサポートの受け手であると仮定した場合"認知に差が生じる可能性も考えられた．そこで他者がサポートを受けているのを第三者として見た場面を"他者場面"と定義し，また，自らが写真中のサポートを受けている者としてサポートを評定する場面を"自己場面"と定義し，2通りの方法でサポートの評定をすることとし，"他者場面"と"自己場面"で認知に差があるかどうかということも検討の視点として取り入れることとした．

3　調査材料の作成

　調査材料として用いた写真は，片受・庄司（2003）が作成した勤労者用ソ

ーシャルサポート尺度の各下位尺度を構成している質問項目を基準として，
（1）日常生活に即し，サポートを受けている場面であると判別しやすい場面.
（2）サポートの送り手と受け手が明確に判別でき，サポートが与えられていることが容易に判別できること.
の2点に留意し構成することとした.

　勤労者用ソーシャルサポート尺度の下位尺度は以下の4尺度である.
（1）情緒的サポート：悩みごとを相談したり，困ったときに共感してくれるような精神的なサポート.
（2）情報的サポート：仕事に対するアドバイスを与えてくれたり，分からないことがあったときに教えてくれるような情報を示したり，指導をしてくれるようなサポート.
（3）道具的サポート：物やお金を貸してくれたり，仕事を手伝ってくれるといった労力的なサポート.
（4）娯楽的サポート：一緒に遊びに行ってくれる，飲みに誘ってくれるといった娯楽に関するサポート.

　各下位尺度を構成する質問項目を検討し，各下位尺度を構成する因子に寄与率が高い質問項目を中心に写真を構成した．質問項目によっては，"信頼してくれる""良いところをほめてくれる"等写真で場面を作成しにくい質問項目が含まれていたため，寄与率の他に①写真で示しやすいこと，②集団に提示したときに分かりやすいこと，を考慮して写真を構成することとした.
　写真は，心理学の専門家2名により，東京都内の有職者（社会人）で夜間通学している大学院生（1994～1996年）の学習場面（教員や友人からパソコンの操作について教えを受けている場面等），日常学生生活場面（学生同士で談話をしている場面等）を撮影した写真約700枚の中から調査材料として適切である写真を抽出した．さらに抽出された写真に適切なものがないと認められた場合には，モデルを用いて撮影することにより（1997年2月），予備調査に用いる

写真を構成した．写真の数は各下位尺度2場面ずつの計8場面である（写真は個人情報保護のため掲載せず）．

〈予備調査〉

本調査を実施する前に予備調査を行った．これは，各写真が，サポートを与えているという最低限の認知を得られているかを確認し，調査に適した写真を選別するためである．そのため，サポートの調査であることを被験者には一切知らせず，例えば，"上司や先生が部下のことを心配している写真を選んでください"というような"ある場面を示している場面を選択して欲しい"という教示にし，説明は極力，簡略化した．

1　目的

本調査を実施する際に適した写真を選ぶことを目的とした．

2　方法

(1) 調査対象者と調査時期

大学等で心理学の専門教育を受けておらず，かつ，現在および過去においてカウンセラー等心理学を職務としないという条件を満たした勤労者7名（男性4名，女性3名：年齢26〜45歳，平均年齢30.6歳）．調査時期は1997年2月である．

(2) 調査材料

ソーシャルサポート場面の写真：心理学の専門家によって作成されたサポート場面の写真8枚に東京都内の有職者（社会人）で夜間通学している大学院修士課程生（1994〜1996年）の学習及び日常学生生活場面を撮影した写真約700枚の中から対人関係の場面が写されているが，サポート場面とは判断されないと心理学の専門家2名によって評価された写真4枚を加えた12枚をランダムにB4判の用紙に貼付し，写真番号を付けた．

（3）調査用紙

写真を評価する質問紙："ある場面"を表していると思われる写真を選択することを目的としたものであることを明示した．質問項目は，"上司（先生）が部下（学生）のことを心配している場面"を撮影した写真はどれでしょうか．当てはまると思われる写真の番号を全て選んで〇印をつけて下さい．選んだ写真が複数ある場合には最もよくその場面を表していると思われる写真の番号に◎をつけて下さい"のように8枚の写真の場面を表している写真の番号を選択するものである（付録4参照）．

（4）実施要領

"ある場面"を表している写真を選ぶ調査ということのみ話し，写真を貼付した用紙を提示し，質問紙への回答を求めた．

3　結果及び考察

各場面の説明及び選択率を Table 7-1 に示した．各下位尺度2尺度のうち選択率が高い尺度を採用することとし，2，3，6，8の4枚を採択した．写真1の選択率は低かったが，これは日常生活場面を用いた写真であり，周囲に刺激対象となる人物が多く，サポート場面の当人が目立たなかったのが

Table 7-1　サポート場面の印象評定の選択率

	場　面	選択率（%）
1	情緒的：上司（先生）が部下のことを心配している場面	0.0
2	情緒的：同僚（友人）が相手の気持ちを落ち着かせている場面	71.4
3	情緒的：上司（先生）が相談にのっている場面	57.1
4	情報的：同僚（友人）が問題の解決方法についてアドバイスをしている場面	28.6
5	道具的：同僚（友人）が新しく学びたいことを教えている場面	100.0
6	道具的：同僚（友人）が仕事を手伝っている場面	100.0
7	娯楽的：同僚（友人）と一緒にいて楽しい時間を過ごしている場面	71.4
8	娯楽的：同僚（友人）がカラオケに連れていった場面	100.0

原因であると思われる．写真3は選択率がやや低いが，3以外に選択された場面は無関係な写真が選ばれており，その影響を受けたと考えられる．しかし，無関係な写真の選択率は写真3を下回っており，場面を示す写真として使用に耐えうると判断された．道具的サポートを示した写真は2場面とも選択率は同じであった．結果を分析すると写真6の"仕事を手伝う場面"は，写真5より，写真6の写真を選択した被験者が少なく，写真6が単独で選択された割合が高かった．写真6のほうが道具的サポートと認知されやすいことが考えられ，写真6を採択することとした．以上の操作により，写真を構成し，サポートを与えているという最低限の認知は得られ，認知量を測定するために適切な用件を備えていると認められた．

〈本調査〉
1 目的
　予備調査で得られた結果をもとにしてソーシャルサポートの認知に関する諸要因を明らかにすることを目的とした．

2 方法
（1）調査対象者等
　調査対象者は研究8と同一であり，東京都内の通信制短期大学の学生80名（男性30名，女性50名）．年齢は18歳～56歳（平均年齢25.9歳）である．正規の社員，職員等の有職者で通学している学生は男性12名，女性33名の合計45名（平均年齢30.1歳）である．調査は1997年3月のスクーリング（通学学習）の心理学の講義時間中に実施された．
（2）調査材料
　予備調査によって作成されたソーシャルサポート場面の写真を用いた．写真は，勤労者用ソーシャルサポート尺度の下位4尺度である情緒的，情報的，道具的，娯楽的サポートが表された写真を各サポートごとに1枚ずつ計4枚

準備した．写真は，集団に同時に提示することとしたため提示用にOHP用フィルムに印刷されたものである．個人別の質問紙には写真は印刷されておらず，個人が写真を目にすることは，OHPで提示する場面しかないように配慮した．

(3) **調査用紙**

サポートの認知量を測定する質問紙：提示された写真についてサポートを受けている場面かどうかを，"あなたはこの場面を第三者的な視点で見たとき"（他者場面），"もし，サポートを受けている人物があなただったら"（自己場面），援助を受けている場面であると，"4 非常にそう思う"から"1 全くそう思わない"まで4件法で評定するものである（付録5参照）．各場面において得点が高いほど，また各場面の得点を足した得点が大きいほどサポート場面の認知量が高いことを示す．

調査用紙は，調査をする都合上，事前に用紙が配布されているが，どのような調査を行うかは，写真を提示する直前まで明らかにされておらず，"他者場面"，"自己場面"の言葉は質問紙には印刷されていない．また，他者場面と自己場面を問う質問項目は，各質問について他者場面・自己場面の順であるものと逆に自己場面・他者場面の順に質問項目が印刷されているものの2種類を準備し，各パターンの用紙を調査対象者の半数ずつ用意し，ランダムに割り当てた．これは，他者，自己というような場面の回答の仕方が固定されることによって，回答が影響を受けることを防止するためである．以上のように質問紙によって調査内容が偏向することがないように最大限の配慮を行った．

サポートに関する質問紙：片受・庄司（2003）が作成した勤労者用ソーシャルサポート尺度24項目："あなたが困っているときや落ち込んでいる時などに，あなたの周りの人（同僚，友人，職場の上司，家族，その他の人）は，あなたにどのようなことをしてくれるか"を24項目について問うものであり，下位尺度は情緒的，情報的，道具的，娯楽的の各サポートである．また，ソ

ーシャルサポートの次元として，"欲求"（本当にしてもらいたいと思っているか），"受け取ったサポート"（そのようなことを実際にどのくらい受けているか），"満足感"（その事にどれくらい満足しているか）の3次元について4件法で回答を求めるものであり，研究2で作成された調査票と同一である．得点の算出方法も，研究2と同じである．

与えるサポートを測定する質問票："職場の問題で困っている人や落ち込んでいる人がいるとき，あなたはその人にどのようなことをしているか"について，ソーシャルサポート尺度の24項目の質問項目を与えるサポートを測定できるように表現を修正し，"非常にしている"4点から"全くしていない"1点までの4件法で評価するものである．高得点であるほど与えるサポート量が多いことを示す．研究6で使用した調査票と同一であり，得点の算出方法も同じである．

質問紙は，勤労者を対象として作成されたものではあるが，調査対象者の短期大学生に勤労者以外の無職の学生も含まれている．そこで，尺度の表現を有職者以外にも対応するように注釈を加えて使用することとした．注釈は，有職者でない者向けに"職場の問題"を"職場（日常生活）の問題"と表記を加えるほか，"上司"を"上司（学校の先生）"等と主に学生も対応できるように十分な配慮を加えた．

精神的健康度に関する質問紙：以下の2つの尺度を合わせた調査票であり，研究6で使用された調査票と同一である．

（1）SDS：Zung (1965) の自己評価式抑うつ尺度の日本語版，20項目，4段階評定．得点範囲は20点～80点．

（2）STAI：Spielberger, Gorsuch & Lushene (1970) の特性不安尺度の日本語版，20項目，4段階評定．得点範囲は20点～80点．

教示文は，"ここ1ヶ月間，次のように感じることはどのくらいあるでしょうか？ 当てはまる番号に○をつけて下さい"というものである．4件法で1つを選択して回答する．SDS, STAIともに得点が高いほど，それぞれ，

抑うつの度合いが高い，不安感が強いことを示すものである．

（4）調査方法

調査は教室で心理学の講義時間中に実施された．

まず，学生にソーシャルサポート（対人援助）場面について調査することを話した．次に，情緒的サポートを表す写真をOHPで提示した．教示は，"この場面は同僚か友人が相手の気持ちを落ち着かせている場面です"と調査者が話し，援助者と非援助者を指し示し，二者の役割を明らかにした．その上で，"あなたはこの場面を第三者的な視点で見たとき"，"もし，サポートを受けている人物があなただったら"の質問項目があること，質問項目の順が逆の者が被験者の中にランダムに半数いることを話し，スクリーンに映された写真について"あなたはこの場面を第三者的な視点で見たとき"というのは第三者としてこの場面を見たと仮定して，"もし，サポートを受けている人物があなただったら"は，写真内の被援助者が自分だったらと想像して，援助を受けている場面であると，"非常にそう思う（4）"から"全くそう思わない（1）"のいずれかに○をつけるように指示した．1枚目の写真についての回答が終了した後に，1枚目の写真の提示を取りやめ，2枚目の写真を提示し同じように教示を行った．このようにして，情緒的，情報的，道具的，娯楽的サポートの順に4枚の写真を提示し，回答を求め，OHPの写真の提示を終了し，以後，写真を見る機会を作らないようにした．その後，サポートに関する質問紙，精神的健康度に関する質問紙への回答を求め，調査を終了した．

3 結果及び考察

（1）印象評定と各場面の関係

まず，印象評定の基礎的な統計値を求めた．情緒的，情報的，道具的，娯楽的の4各下位尺度の他者場面と自己場面の平均点をTable 7-2に示した．最も平均点が高い場面は，情報的サポートの自己場面であり，最も平均点が

Table 7-2　サポート場面の印象評定の平均点 (SD)

	平均点	(SD)
全場面（他）	10.01	(2.12)
全場面（自）	10.59	(1.89)
情緒的サポート（他）	2.40	(0.81)
情緒的サポート（自）	2.39	(0.95)
情報的サポート（他）	3.10	(0.88)
情報的サポート（自）	3.26	(0.74)
道具的サポート（他）	2.59	(0.98)
道具的サポート（自）	2.76	(0.80)
娯楽的サポート（他）	1.99	(0.93)
娯楽的サポート（自）	2.17	(0.98)

（他）：他者場面，（自）：自己場面

低い場面は娯楽的サポートの他者場面であった．自分が相談にのってもらう場面が最もサポートを受けていると認知されやすく，他者がカラオケに連れられて行くということはサポートを受けていると認知されにくいことが分かった．

各場面間の相関は Table 7-3に示されている．各場面の他者場面と自己場面間は，いずれも1％水準で有意な正の中程度の相関（$r = .524 \sim .695$）が示された．このことは，他者がサポートを受けている場面を見た場合と自己がサポートを受けていると仮定した場合でサポートを受けているという認知に差が生じにくいことを示している．異なった場面間の得点はいずれも有意な相関を示さず，各場面の認知は独立していることが明らかになった．

（2）被験者の属性による印象評定の差

被験者の属性について検討を加えた．性差，年代によって，サポートを受ける機会や回数，状況等が異なっていることが推測され，そのこと
が認知量に影響を与えることも予測される．そこで，性差や年代によってサポートの認知に差が生じるかどうかを検討することとした．もし，属性に

Table 7-3　サポート場面の印象評定の相関

	情緒(他)	情緒(自)	情報(他)	情報(自)	道具(他)	道具(自)	娯楽(他)
情緒(自)	.524**						
情報(他)	.193	.074					
情報(自)	.119	.106	.599**				
道具(他)	.100	−.030	.181	.064			
道具(自)	.012	.090	.070	.085	.538**		
娯楽(他)	.158	−.037	−.075	.023	.216	.081	
娯楽(自)	.199	.022	−.079	.023	.090	.038	.695**

** $p<.01$　* $p<.05$
(他)：他者場面，(自)：自己場面

よってサポートの認知量に差が生じるという結果が得られれば，その属性によって，サポートを与える方法に差異を加えることも必要になるかもしれない．

　まず，性差を検討するために，男性，女性の2要因でt検定を行ったが有意な結果は得られなかった．年代を18〜19歳（23名），20〜24歳（23名），25〜29歳（13名），30歳以上（21名）の4段階に区分して，一元配置の分散分析を行ったが，有意な結果は得られなかった．性差，年代差で有意な差が見られなかったことは，調査対象者が少数だったことも影響している可能性も考えらる．

　また，有職者と性差の2条件について検討を加えた．一元配置の分散分析を行った結果，道具的サポートの他者場面で有意な差が見られ（$F(3,76)=3.20$, $p<.05$），情報的サポートの他者場面で有意傾向が見られた（$F(3,76)=2.28$, $p<.10$）．LSD法により下位検定を行った．その結果，道具的サポートの他者場面では学生（有職者ではない者，以下学生と表記）男性と有職者女性間に5％水準で有意な差が認められ，いずれも後者が前者より得点が高かった．情報的サポートの他者場面では学生男性と有職者女性間及び有職者男性と有職者女性間に5％水準で有意な差が認められた．いずれも後者が前者より得点が高かった．この結果から，"仕事を手伝う"という道具的サポート及び

"相談にのる"という情報的サポートの他者場面では学生男性あるいは有職者男性よりも，有職者女性の方がサポートの認知量が高い傾向が明らかになった．

しかし，全体的に属性によってサポートの認知量に大きな差は見受けられなかった．このことは，本研究の調査者では，サポートの認知量が属性の影響を受けにくいことを示している．

（3）認知量とサポートの関連

サポート場面の認知とサポートの各次元との関係を検討した．この視点から検討を加えることにより，例えば，欲求の強さによって認知量に差が生じれば，欲求が強い者あるいは弱い者に対して，サポートの与える影響の差異が測定できる．

サポート場面の印象の評定とサポートの各次元の相関は Table 7-4 に示されている．有意な相関を示した場面は情報的・他者場面と与えるサポートのみであった．このことは"相談にのる"といった情報的サポートを他者が受けている場面を認知しやすい（しにくい）ことと自らがサポートを与える（与えない）ことは弱い関連があると言える．しかし，全体的にサポートの各

Table 7-4 サポート場面の印象評定とソーシャルサポートの各次元及び与えるサポートとの相関

	サポートへの欲求	受け取ったサポート	サポートへの満足感	与えるサポート
情緒（他）	−.166	−.082	−.164	.077
情緒（自）	−.011	.032	−.124	.032
情報（他）	.172	.048	.090	.224*
情報（自）	.203	.046	−.006	.157
道具（他）	.004	−.175	−.204	−.047
道具（自）	.186	.044	−.144	−.026
娯楽（他）	−.107	−.056	−.148	.078
娯楽（自）	−.014	.091	−.038	.033

* $p < .05$
（他）：他者場面，（自）：自己場面

次元と認知量は有意な相関を示さなかった．

次に，詳細に認知量とサポートの各次元の関連の分析を試みた．認知量を各サポートの他者，自己場面について度数分布の上位，下位50％を基準として，高低群に分け，サポートの各次元について t 検定を行った．その結果，有意差が見られたのが"道具的・自己場面"と"満足感"で認知量低群の方が高群より満足感が高いという結果であった（$t=2.19, p<.05$）．有意傾向を示したのは，"情報的・他者場面"と"欲求"であり，認知量高群の方が低群よりも欲求が高いという傾向が見られた（$t=-1.85, p<.10$）．自分が仕事を手伝ってもらうというサポート場面の認知が低いものはサポートへの満足感の影響を受けやすいという結果が得られた．これは，自分が仕事を手伝ってもらっていると認知しにくい者は，少しのサポートを与えられただけでも満足感を持つということに対して影響を受けやすいことを示しているのかもしれない．

また，他者が相談を受けるということをサポート場面と認知しやすい者は自分がサポートを受けたいという欲求の影響を受けやすいことも示された．このことは，他者が相談を受けている場面をサポートと認知しやすい者は自分がサポートを受けたいという欲求が強いことの影響を受けやすいことを示唆しているとも考えられる．

しかし，全体的には認知量はサポートの各次元と相関関係等の関連を示すことは少ないという結果であった．このことは認知量は，サポートを受けたいという欲求や実際に受け取っている量や満足感とはあまり関連がないということを示唆していると考えられた．

（4）認知量と精神的健康との関連

精神的健康度と認知量の関係を検証するために，サポートの各場面の認知と抑うつ，不安との相関を調べた．抑うつの度合いが高かったり（低かったり），不安感が強い（弱い）者はサポートを与えてもそれをサポートと認知で

きにくい（できやすい）ということも考えられるし，また，認知量に差がないかもしれない．認知量に差異が認められた場合は，精神的健康度の高低に応じて，認知を強く与えるような受け手に分かりやすい言葉かけや手伝う等のサポートを与えることも効果的であるかもしれない．

結果は，いずれの場面も精神的健康とは有意な相関を得られなかった(Table 7-5)．そこで，さらに詳しくサポートの認知量と精神的健康との関連を調べるため，サポートの認知量を各サポートの他者，自己場面について度数分布の上位，下位50％を基準として，高低群に分け，抑うつと不安についてt検定を行った．その結果，道具的サポートの他者場面と抑うつで有意差が見られ，認知量高群の方が低群より抑うつの傾向が高いという結果であった（$t=-2.01, p<.05$）．有意傾向を示したのは，同じく道具的サポートの他者場面と不安であり，認知量高群の方が低群よりも不安が強いという傾向が見られた（$t=-1.96, p<.10$）．

これらの結果から，他人が仕事を手伝ってもらっているという場面をサポートを受けていると認知しやすい人は気持ちが落ち込みや不安感の影響を受けやすいようである．ここから，仕事を手伝うというサポートは他のサポートと比べて，他者がサポートを受けている場面を見た場合，精神的健康に与える影響が強いのではないかということが推測された．

Table 7-5　サポート場面の印象評定と精神的健康との関連

	抑うつ	不安
情緒（他）	－.017	.039
情緒（自）	.030	.084
情報（他）	.047	.154
情報（自）	.000	.060
道具（他）	.205	.173
道具（自）	.077	.106
娯楽（他）	.138	.131
娯楽（自）	－.008	.013

（他）：他者場面，（自）：自己場面

（5）自己および他者の認知量の差と精神的健康との関連

次に，サポートの認知量の差と精神的健康度との関連について検討を試みた．サポートの認知は自己場面と他者場面で測定されているが，自己場面より他者場面のサポート量が多い者，またその反対に他者場面より自己場面のサポート量が多い者という視点からサポートの認知と精神的健康との関連をとらえることとした．

たとえば，自己場面と他者場面との差を考えた場合，精神的健康度が低い者が他者場面を自己場面よりも過大に評価するという結果が得られたとしたら，抑うつや不安の度合いが高い者には，他者のサポート場面をあまり見せない方がよいと考えられる．

方法として，サポートの他者場面と自己場面の差異について検討した．まず，4場面全体の認知の合計点および各サポート場面の得点について，他者場面と自己場面の得点差を算出した．次に，得点差と（1）ソーシャルサポート，与えるサポート及び，（2）精神的健康との関連を検討した．

自己場面より他者場面の認知量の差が多い者と他者場面より自己場面の認知量の差が多い者で2群に分けて（1）に関してt検定を実施したが，有意差がある結果は得られなかった．（2）の関連については，自己場面の認知量が多い群は少ない群と比較して，抑うつの度合いが有意に少ないという傾向が示された（$t=1.82, p<.10$）．さらに，道具的サポートと受け取ったサポートの間に有意傾向が見られ，自己認知量が多い群の方が少ない群よりも受け取ったサポート量が多かった（$t=-1.96, p<.10$）．

自己場面の認知量が多い者が抑うつの度合いが少ないということは，自分がサポートを受けていると認知しやすい者は抑うつ感の影響を受けにくい傾向があると考えられる．知覚されたサポート量が多い者はストレス緩衝効果や精神的健康に好ましい影響を与えることは従来の多くの研究から実証されており（稲葉，1998），本研究はそれらの結果を支持するものであると考えられる．道具的サポートの"仕事を手伝ってもらう"という場面では，自己場

面が他者場面より認知量が多い者に実際にサポートを受ける量が影響を及ぼしている．このことは，道具的サポートはサポートの中でも自分がサポートを受けているという場面をイメージしやすく，実際に受け取るサポート量が多いということを示しているのかもしれない．

結論としては，本研究では様々な面からサポートの認知量に影響を及ぼす諸要因との相関や関連について検討を加えたが，性差，職の有無，自己と他者認知量の差異，精神的健康のいずれも，サポートの認知との関連は明確ではないという結果であった．

第2節　ソーシャルサポートとサポート場面の認知に関する研究2【研究10】

研究9では，ソーシャルサポートとソーシャルサポート場面の認知の関連について相関関係を中心に検証を行った．研究10ではソーシャルサポートとソーシャルサポート場面の認知の因果関係について検討を加えることとした．

1　目的
第1節で得られたデータから，
（1）ソーシャルサポート場面の認知が，ソーシャルサポート，与えるサポート，精神的健康等の諸要因に与える影響（因果関係）．
（2）諸要因が，ソーシャルサポート場面の認知に与える影響（因果関係）．
の2点について明らかにすることを目的とした．

2　方法
（1），（2）ともに因果関係を調べる方法として，分析にはSmall Waters社のAmos5.0を使用し，重回帰モデルのパス図を作成し，因果関係の分析を行った．

（1）ソーシャルサポート場面の認知が，ソーシャルサポート，与えるサポート，精神的健康等の諸要因に与える影響（因果関係）についての分析

パス図の作成において，"自己（他者）場面の認知の総量"を従属変数とし，"サポートへの欲求"・"受け取ったサポート"・"サポートへの満足感"・"与えるサポート"，"抑うつ"，"不安"を独立変数として，パス図を作成し，重回帰分析を行った（Figure 7-1, 7-2）．その結果，自己（他者）場面から諸要因への標準化係数は，-0.5～.29の低い値であり，認知が諸要因に与える影響量は少ないことが検証された．また，独立変数と従属変数との関係を示す数値も，.00～.08であり，諸要因と自己（他者）認知との関係は低く，諸要因が自己（他者）場面の認知量によって説明できる部分は，極めて少ないということが示唆された．

（2）ソーシャルサポート，与えるサポート，精神的健康等の諸要因が，ソーシャルサポート場面の認知に与える影響（因果関係）についての分析

パス図の作成において，ソーシャルサポートの諸要因の間には相関関係が認められ，不安と抑うつの間にも相関関係が示されるため，従属変数をソーシャルサポートと精神的健康の二つに分けて，分析を行った．

まず，"サポートへの欲求"・"受け取ったサポート"・"サポートへの満足感"・"与えるサポート"を従属変数とし，各サポート間には相関が認められるため，共分散を設定した．そして，"自己（他者）場面の認知の総量"を独立変数として，パス図を作成し，重回帰分析を行った（Figure 7-3, 7-4）．次に，"抑うつ"，"不安"を従属変数とし，共分散を設定し，"自己（他者）場面の認知の総量"を独立変数として，パス図を作成し，重回帰分析を行った（Figure 7-5, 7-6）．

その結果，サポートの諸要因から自己（他者）場面への標準化係数は，-3.3～.21の低い値であり，サポートの諸要因が認知に与える影響量は少ないことが検証された．また，独立変数と従属変数との関係を示す数値も，.05

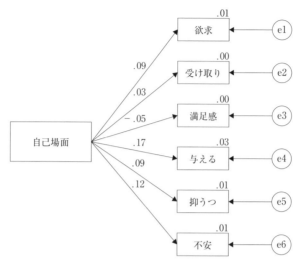

自己場面：自己場面の認知総量，欲求：サポートへの欲求，受け取り：受け取ったサポート，満足感：サポートへの満足感，与える：与えるサポートをそれぞれ示す．

Figure 7-1　自己場面の認知量と諸要因のパス図

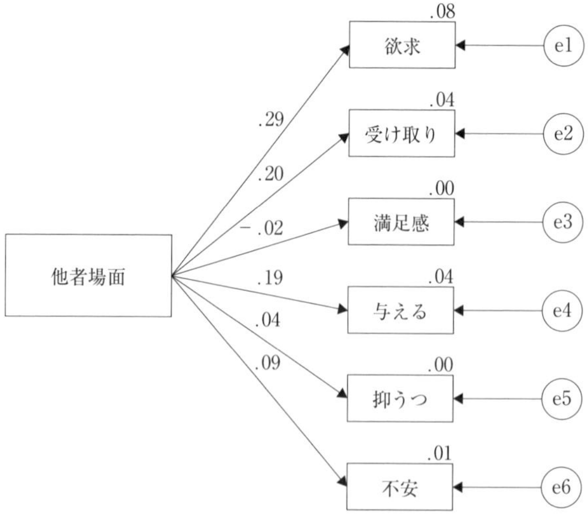

他者場面：他者場面の認知総量，欲求：サポートへの欲求，受け取り：受け取ったサポート，満足感：サポートへの満足感，与える：与えるサポートをそれぞれ示す．

Figure 7-2　他者場面の認知量と諸要因のパス図

第 7 章　ソーシャルサポートとサポート場面の認知との関連　153

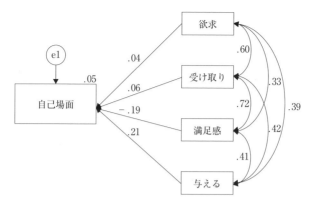

他者場面：他者場面の認知総量，欲求：サポートへの欲求，受け取り：受け取ったサポート，満足感：サポートへの満足感，与える：与えるサポートをそれぞれ示す．

Figure 7-3　サポート要因と自己場面の認知量のパス図

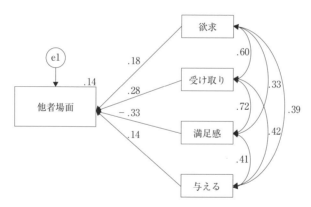

他者場面：他者場面の認知総量，欲求：サポートへの欲求，受け取り：受け取ったサポート，満足感：サポートへの満足感，与える：与えるサポートをそれぞれ示す．

Figure 7-4　サポート要因と他者場面の認知量のパス図

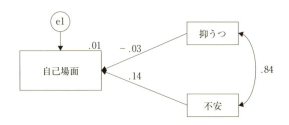

自己場面：自己場面の認知総量を示す．
Figure 7-5　精神的健康要因と自己場面の認知量のパス図

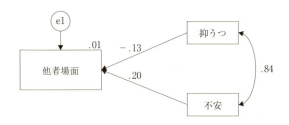

他者場面：他者場面の認知総量を示す．
Figure 7-6　精神的健康要因と他者場面の認知量のパス図

（自己場面）と，.14（他者場面）であり，サポートの諸要因が自己（他者）認知に及ぼす影響は低く，サポートの諸要因によって自己（他者）場面の認知量が説明できる部分は，極めて少ないということが示唆された．また，精神的健康要因から自己（他者）場面への標準化係数は，－1.3～.20の低い値であり，精神的健康要因がサポートの認知に与える影響量は少ないことが分かった．また，独立変数と従属変との関係を示す数値も，自己場面，他者場面とも，.01であり，精神的健康要因により自己（他者）場面の認知量を説明できる部分は，非常に小さいという知見が得られた．

3　結果及び考察

　ソーシャルサポートの認知量を自己認知と他者認知に分け，重回帰分析に

より，諸要因との因果関係を分析したが，高い因果関係を示すという結果は得られなかった．サポートの認知は，ソーシャルサポートや精神的健康に影響を及ぼしにくいという結果であった．

　しかし，その中でも注目されるのはサポートへの満足感が，認知量を独立変数としたときに自己場面でも他者場面でも，マイナスの係数を示しており，ソーシャルサポートの各要因を独立変数としたときにも，認知量に対してマイナスの係数を示しているということである．マイナスの係数を示したのは，サポートの諸要因の中では，満足感だけである．サポートの満足感は認知量に対して負の効果を与え，サポートの認知量はサポートの満足感に対して負の効果を与えている．自分が満足するだけのサポートを得ている者は，サポートを与える場面を見てもそれをサポート場面だと認知しにくく，サポートの認知量が低いことがサポートの満足感に影響を与えるということが言える．

　自分が満足するだけのサポートを与えられている者は，サポートの認知への影響の及ぼし方が，他のサポートと異なるのかもしれない．このことは，今後，精緻化された研究が望まれると考える．

第3節　第7章のまとめ

　第7章では，ソーシャルサポートとサポート場面の認知（実際にサポート場面を見たときの認知）との関連および因果関係についての検討を行った．得られた結果としては，サポートの認知量は，ソーシャルサポートの各次元や精神的健康の度合いと関連を有さず，影響も与えにくいという結果であった．

　本研究は写真を用いてソーシャルサポート場面の認知と各種の要素の関連について調査した．全体的な傾向としてサポートを受けている場面であるという認知は，本人の属性，ソーシャルサポートの各次元及び与えるサポート量，精神的健康との関連は高いとは言えないこと，他者がサポートを受けている場面と自分が同じサポートを受けていると仮定した場面で認知に差が生

じにくいことが明らかになった．また，他者がサポートを受けている場面と自分がサポートを受けていると仮定したときの認知量の差は，ソーシャルサポート量や精神的健康等の諸要因と関連は少ないということも示された．このことから，サポートを受けているという評価と諸要因との関連は弱く，影響をあまり受けていないということが考えられる．このことは，本研究に関して言えば，サポートを受けている（受けていない）という認知は，現実の対人的相互作用を表していると考えてよいように思われる．

　道具的サポートでは，有職者女性が学生男性よりも認知量が多いこと，自己場面で認知量が少ない者はサポートへの満足感が高いこと，他者場面で認知量が多い者は少ない者と比較して抑うつの度合いが高いことについてそれぞれ有意な差が見られ，他のサポートの下位尺度と異なった傾向を示した．道具的サポートは他の情緒的，情報的，娯楽的サポートと比較して認知量が各要因に与える影響が強いと考えられる．本研究は相関研究であり，道具的サポートが認知量に影響するのか認知量が道具的サポートを何らかの形で規定するのか明確にはできないが，今後は認知量とサポートの因果関係や道具的サポートが他のサポートと比較して差異の要因を持つかどうかについての検討も必要であると思われる．

　Langer & Chanowitz (1978) は日常生活における多くの社会的行為はスクリプト化されている，出会った情報の構造がスクリプト化された行動に関する情報と一致しているとき，自動的にその行動は生じ，その認知過程は思考を働かせない行動と考える，としている．この理論を今回の提示場面に当てはめて考えれば，4場面ともに日常生活で多く出会う可能性が高いということから，自分自身の体験と一致し，スクリプト化されたサポートを受けている場面という認知が働いたとも考えられる．高木 (1991) は援助を要請する状況の困窮状態の位置，すなわち，その状況の原因の位置が本人にあるのか，本人以外にあるのかによって，そこで生じる援助の意味合いは大きく異なると述べている．今回，精神的健康度の差異によってサポートの認知量に大き

な影響が生じなかったというのは，認知量を測定する場面が日常生活で体験された場面であったことが影響したのかもしれない．場面が精神的健康度によって評価が異なりやすい困窮状態や緊急場面，不安や緊張場面を緩和させるサポートといった日常生活ではあまり体験しない場面を用いると，精神的健康度によってサポートの認知量等に影響の差異が生じる可能性もある．今後は別の場面を用いる，日常生活で体験する場面と困窮，緊急場面の2つの場面を用いる等の工夫をすることも必要であると思われる．

また，サポートの各次元と認知量の関連は認められなかった．このことは，サポート量の多少に関わらず，サポートを受けている，受けていないという認知量には差が少ないことが推測された．カウンセラー等が相談を受ける場面でも周囲からの協力を得られない，周りがサポートしてくれないということをクライエントが話すことも少なくない．そのような場合も周囲からサポートを与えられている，与えられていないという本人の認知には歪みがないと考えた対応をしたほうが良いかもしれない．

島田・高木（1995）は援助要請行動に関して，援助を要請する者は，さまざまな葛藤の経験を含む意志決定過程を経ており，意志決定は，ある程度，どのような専門相談機関に行くことを想定するかによって異なることが予測されると述べている．また，いずれの相談機関にせよ"なぜ，この時期に，この相談機関に来談したのか"という問題が，アセスメント時においてクライエントの主訴や病態等を理解する上で重要な意味を持つことに言及している．このことを職場のメンタルヘルスに置き換えて考えると，職場の相談室等の機関で相談を受ける場面は専門家によるソーシャルサポートを受け取る場面でもある．その際に専門家がサポートを与える意図があり，情緒的，情報等の各種のサポートを与えても来談者がそれをサポートと認知しなければ，サポートの効果は大きくないことが推測される．本研究のサポートは専門家からのサポートをソーシャルサポートとして取り入れていないが，サポートの認知にかかわる各種の要因等を把握することは，産業面に関わるカウンセ

ラーや相談担当者にとっても重要な問題であろう．

　最後に，本研究の反省点と今後の展望について述べることにする．

　まず1つめとして調査の方法についてである．予備調査で最低限のサポートであるという認知を測定し，本調査で詳細に測定するという方法を用いたが，多くの人が一律に認知する傾向が高い写真を選定し，その認知に現れる個人差を見ようという方法には，調査の信頼性，妥当性，また，今回使用した写真については，写真自体にバイアスがかかっているのではないか等の批判はまぬがれない．今回の調査では，予備調査でサポート場面として最も選択率の低かった情報的場面が，本調査では最も高い得点を生じるという結果も見られた．今後は，1つのサポート場面について4～5種類の写真を用いて1つの材料による偏向を少なくすることが課題の一つとして考えられる．また，被験者の属性等による差異を検討する場合，できる限り多数の被験者を集めて，データの信頼性を高めることをめざすことも必要である．

　2つめに調査材料であるが，写真より臨場感が高いサポート場面を実際に撮影したビデオテープなどを用いるなど工夫を凝らして，より臨場感が高い刺激提示方法を用いることが，サポートの認知量を測定するためには望ましいと思われる．迫田・田中・淵上（2004）は，"サポート認知とはすなわち対人関係であることを考慮すると，接触の頻度が受け手の認知に影響することが予測される．相手との接触の頻度が相手に対する認知に影響を及ぼしていることが考えられる"と述べている．接触の機会が全くない人物に関するサポート場面の写真を提示されても，サポートの認知は測定されにくいのかもしれない．実際の職場での様子や特定の人物を思い出してもらい，サポートの認知を測定する方が，認知に関しての知見が得やすいのであろうか．今後はサポート場面の知覚をどのように測定すればよいか，その方法から考えていく必要があると思われる．

第8章　本論文の主要な結果と今後の課題

　第8章では，第3章から第7章において検討された勤労者のソーシャルサポートの各種の知見，結果の整理を行い，職場のメンタルヘルス対策に有効であると考えられる知見，方策の提言を論じ，研究の限界を踏まえながら今後の研究課題について述べる．

　本研究から得られた結果を提示するにあたっては，各研究において調査対象者の職種，役職，男女比，人数等が異なるため，勤労者全体に一般化できる結論にはある程度限界があるものの，この点に特に注意を払い，まとめを行った．

　勤労者を対象とした調査，研究においては，職種，役職等の差異がソーシャルサポートの研究のみならず，各種の調査，研究を行う上で，大きな影響を与える．そのため，調査結果を勤労者一般に当てはまる結論や検証とすることはできにくく，述べられることの限界も生じる．福島他（1988）も，"産業場面のソーシャルサポート研究の歴史は，決して古いものではない．わが国においても，いくつかの論考や実証的な研究がおこなわれてきているが，それらはまだ蓄積の途上といった状態にある．現状の課題としては，まず調査対象の職種を拡大し，そこでの職務上の特徴やストレッサーの種類とも関連づけながら，丁寧に検討していくことが必要である"と述べている．本章でも各研究において，調査対象者の特徴等を考慮に入れ，論証できる点とできない点を明確にしながら，結果の整理をしていくこととする．

1　研究1～研究4で得られた職場のメンタルヘルス向上に有効であると考えられる知見

　研究1～研究4において得られた調査，分析結果から，職場のメンタルヘ

ルスを向上させるための方策として以下のことが有効であると考えられる．また，同知見は，研究1～研究4の調査対象者により得られた点に留意する必要がある．

（1）勤労者のサポートへの満足感を規定する要因は，受け取ったサポートであり，サポートへの欲求よりその影響は高かった．したがって，サポートの欲求の強弱をあまり考えなくても，まず，サポートを与えることが，サポートに対する満足感を高めることになる．

（2）サポートへの欲求の高低と受け取ったサポート量の大小の組み合わせを調べた結果，サポートへの欲求が高く（低く）受け取ったサポート量が多い（少ない）という傾向を示す者が多かった．サポートへの欲求が低い者は，受け取ったサポート量も少なくなるようである．

　このことから，サポートを自分から求めない者にも，サポートを与えることの必要性が見込まれる．

（3）先行研究において"高うつ群の男性は，誰にも相談せず自分で解決しようとし不調を我慢する傾向が強い"という報告がなされた．このような者は，"サポートへの欲求が高く，受け取ったサポート量が少ない（HL群）"という傾向を示すのではないかと推測される．HL群に属する者は，精神的健康にも注意を払った方が良いのではないかと思われる．

（4）精神的健康とソーシャルサポートの関係においては，抑うつ度が高い者には本人が満足できるようなサポートを与えることが，効果的であり，不安感が強い者に対しては，受け取ったサポート量を多くする，つまりサポートを多く与えることが有効であると推測される．上司の立場からすると"部下の状況に応じた有効なサポートの与え方"として本知見は活用できるかもしれない．

（5）サポートの種類については，情緒的サポートを実際に与えることが，抑うつの度合いを低くし，不安感の低減につながるのではないかと予

測される．情緒的サポートの信頼する，理解する，気持ちを落ち着かせる，心配する，話を聞く等を与えることが効果的であると推測される．

2 与えるサポートと精神的健康との関連についての知見

研究5では，与えるサポートと精神的健康との関連について検証がなされた．調査対象者は，食料品を製造する工場に勤務する勤労者158名（男性128名，女性30名）である．職種は，製造86名，営業28名，事務21名，その他18名，未記入5名であり，役職は管理職7名，係長12名，主任25名，その他（役職なし）108名，未記入6名であった．

研究5では，まず与えるサポートとソーシャルサポートの関連について検討を行った．その結果，勤労者の与えるサポートとソーシャルサポートの各次元には正の相関があることが示された．

特に与えるサポートと受け取ったサポート（以下，与えるサポートと対比的に表現するために"受け取るサポート"と表現）の相関は，サポートの各次元間の相関の中でも一番高い（.45）という結果が得られた．つまり，サポートを多く与える者は受け取るサポート量も多く，受け取るサポート量が多い者は与えるサポートも多いということが言えるであろう．結果として，サポートを与える者が多い状態というのは，サポートを受け取る者の人数を多くし，サポートを受け取る者が多いほど，サポートを人に与える者が多くなるという好循環が形成されることが予測される．

また，与えるサポートと精神的健康との関連については，特筆できる結果は得られなかった．

3 研究5で得られた職場のメンタルヘルス向上に有効であると考えられる知見

研究5で得られた調査，分析結果から，職場のメンタルヘルスを向上させ

るための方策として以下のことが有効であると考えられる．

（6）研究5の分析結果から，職場内でソーシャルサポートが行われやすい雰囲気を醸成することは，サポートの送り手を増やしそれが職場全体の精神的健康の向上に役立つのではないかと考えることができる．

　サポートが多い職場であると，たとえば，先輩にサポートを与えられると，サポートを与えられた者も新人が自分の下に配属された場合，サポートを与えやすくなるような，職場内の教育形成や職場内のモデリング効果も期待できるようになると思われる．

　ただし，同知見は，研究5の調査対象者（工場に勤務する者であり，男性が多い）から得られたという点に留意する必要がある．

4　ソーシャルサポートと性格要因，サポートの認知について

　研究8では，ソーシャルサポートと性格要因および精神的健康との関連について，研究9では，ソーシャルサポート場面の認知について，研究がなされた．

　研究8では，ソーシャルサポートと性格要因の関連について検討した．本研究では，性格要因としてY－G性格検査を用いて，同検査の12尺度とソーシャルサポート（受け取ったサポート，サポートへの満足感）との関連を検討したが，ソーシャルサポートとY－G性格検査で示される性格要因は，相関を示す結果が得られにくかった．協調性と外向性の2つの性格特徴がソーシャルサポートと関連が示されたので，2つの性格特性を対人関係能力とし，対人関係能力がソーシャルサポート量を規定し，サポート量が精神的健康に望ましい影響を与えるという仮説モデルを立て，共分散構造分析を実施した．

　結果は，仮説のモデルは受容されず，対人関係能力が直接，ソーシャルサポート量と精神的健康について，影響を与えるというモデルが受容された．対人関係能力が高い者は，ソーシャルサポートを介さなくても精神的健康に好ましい影響を与え，また，サポートを多く受け取ることができ，満足感も

高いという結果が得られた．

　しかしながら，研究8で得られたモデルにしたがうと，個人の性格要因でソーシャルサポート量も精神的健康度も規定されてしまうことになる．ソーシャルサポートが精神的健康に有効に寄与する相関関係が得られても，その結果は見せかけのものにすぎないということになってしまう．

　本研究は1時点における横断的研究であり，また，調査対象者も少人数である．さらに，学生と社会人の双方の属性を持つ者が含まれているという特徴も有する．以上のことから，本研究のみではソーシャルサポート，性格要因，精神的健康度の因果関係やその長期的効果が実証されたとは言いきれない．因果関係や長期的効果の検証をするためには，縦断的な分析を行ない，さらに検討を加える必要がある．

　しかし，性格要因が，サポート量と精神的健康を規定するという分析結果が，本調査対象者に特有の事象であるのか，勤労者一般を対象にした場合にどのような結果が得られるかは，多数の勤労者を調査対象者として，縦断的研究等の手続きをきちんと踏まえた上で検討する必要があると考える．性格要因がサポート量も精神的健康も規定してしまうならば，ソーシャルサポートが精神的健康に寄与する効果についても疑問点が発生する．今後，正確な分析と検証が求められる．

　研究9では，サポートが行われている場面を写真で，被験者に提示し，質問紙に回答してもらうことによりサポート場面の認知について多方面からの検討を行った．その結果，被験者のソーシャルサポートの認知は，被験者の各次元のソーシャルサポート，与えるサポートと関連はほとんど認められず，精神的健康，性差等の個人属性ともあまり関連が認められないという結果であった．写真でサポートを与える場面を提示する方法が，サポート場面の認知を測定するのに最適な方法とは言えなかったのかもしれない．

　また，迫田ら（2004）は，"サポート認知とはすなわち対人関係であることを考慮すると，接触の頻度が受け手の認知に影響することが予測される．

相手との接触の頻度が相手に対する認知に影響を及ぼしていることが考えられる"としている．Zajonc (1986) は，"刺激にただ単に繰り返し接触するだけでその刺激に対する好意が増大する"と述べている．サポート場面の測定も，写真等を提示する方法より，具体的に職場で接触が多い人物を想定する等，接触の頻度という考えを取り入れて，認知に関する研究を進めることも有効であると考えられる．

研究8，9の調査対象者は，東京都内にある通信制の短期大学に在学する学生80名（男性30名，女性50名）であり，80名のうち社会人で，正式な会社員，職員等として勤務しながら通学している学生が45名含まれている．

本論文では，実行されたサポートを中心とした勤労者用ソーシャルサポート尺度を作成し，今までにあまり明らかにされてこなかった勤労者のソーシャルサポートに関する構造や各種の要因について分析を行った．その結果，調査対象者の特性と勤労者一般に適用が可能かどうかという点は，考慮に入れる必要があるが，上記にあげた6つの職場のメンタルヘルスの向上に有効な方策や職場のソーシャルサポートについての知見が得られた．本論文は勤労者のソーシャルサポートに関する新たな視点を提供したと考えられる．

5　今後の課題

今後の課題は以下の3点である．

第一は，勤労者用ソーシャルサポート尺度に関する検討である．本尺度は，特定の仕事に従事する勤労者を調査対象者として作成したため，一般の勤労者にそのまま適用できるとは言いがたい．今後，尺度の一般化に向けてデータを積み重ね，改訂等を行うことが必要であると考える．また，本論文では，調査対象者によって，サポートが精神的健康に与える効果の差がかなり生じた．これがどのような要因によるものであるかも明らかにしていく必要がある．

第二は，ソーシャルサポートと性格要因，精神的健康との因果関係の検証

である．本論文では，性格要因がサポート量と精神的健康度の規定因となり，ソーシャルサポートから精神的健康への因果関係は示されなかった．一般的な勤労者を対象とし，因果関係の検証方法等も検討した上で，ソーシャルサポート，性格要因，精神的健康の因果関係を検証する必要があると考える．ソーシャルサポートから精神的健康への因果関係が検証されなければ，ソーシャルサポートのストレス緩衝効果にも疑問が生じてくることになる．この点は，早期に明らかにする必要があろう．

　第三は，サポート源についてである．勤労者のメンタルヘルスとソーシャルサポートには，職場以外では，①家族のサポート，②友人・知人・地域の人とのつながり（サポート活動），③その他の趣味などに費やす時間などさまざまな要因が考えられる．特に，①と③のソーシャルサポートは今後の課題として，職場のサポートと区別して考える必要もあるかもしれない．これからの発展的な研究に必要な要素であると言えよう．

引 用 文 献

Abdel-Halim, A. A. 1982 Social support and managerial affective responses to job stress. *Journal of Occupational Behaviour*, 3, 281-295.

Aneshensel, C. S. & Frerichs, R. R. 1982 Stress, support, and depression: longitudinal causal model. *Journal of Community Psychology*, 10, 363-376.

Antonucci, T. C. & Jackson, J. S. 1990 The role of reciprocity in social support. In B. R. Sarason, I. G. Sarason & G. R. Pierce (Eds.), *Social support: An interactional view*. John Wiley & Sons. pp. 173-198.

Azuma, H. & Kasiwagi, K. 1987 Descriptors for an intelligent person: A Japanese study. *Japanese Psychological research*, 29, 17-26.

Barrera, M., Jr. 1981 Social support in the adjustment of pregnant adolescents: Assessment issues. In B. H. Gottieb (Ed.), *Social networks and social support*. Beverly Hills: Sage.

Barrera, M., Jr., Sandler, I. N., & Ramsay, T. B. 1981 Preliminary development of a scale of social support: Studies of college students. *American Journal of Community Psychology*, 9, 435-447.

Barrera, M., Jr. & Ainlay, S. L. 1983 The structure of social support: A conceptual and empirical analysis. *Journal of community Psychology*, 11, 133-143.

Barrera, M., Jr. 1986 Distinction between social support concepts, measures, and models. *American Journal of Community Psychology*, 14, 413-445.

Bell, R. A., Leroy, J. B., & Stephenson, J. B. 1982 Evaluating the mediating effects of social support upon life events and depressive symptoms. *Journal of Community Psychology*, 10, 325-340.

Bellings, A. G., Gronkite, R. C., & Moos, R. H. 1983 Social-environ mental factors in unipolar depression: Comparisons of depressed patients and non depressed controls. *Journal of Abnormal Psychology*, 92, 119-133.

Bellings, A. G. & Moos, R. H. 1984 Coping, Stress, and Social resources among adults with unipolar depression. *Journal of Personality and Social Psychology*, 53, 314-325.

Brown, S. D., Brady, T., & Lent, R. W. 1987 Perceived social support among college students: Three students of the psychometric characteristics and counseling uses of the social support inventory. Journal of Counseling uses of the social support inventory. *Journal of Counseling Psychology*, 34, 337-354.

Buunk, B. P., Doosje, B. J., Jans, L. G. J. M., & Hopstaken, L. E. M. 1993 Perceived reciprocity, social support, and stress at work: The role of exchange and communal orientation. *Journal of Personality and Social Psychology*, **65**, 801-811.

Caplan, G. 1974 *Support systems and community mental Health*. New York: Behavioral Publications.

Cassel, J. 1974 Psychosocial Processes and "Stress": Theoretical Formulations. *International Journal of Health Services*, **4**, 471-482.

Cassel, J. 1976 The Contribution of the Social Environment to Host Resistance. *American Journal of Epidemiology*, **104**, 107-123.

Cobb, S. 1976 Social support as a moderator of life stress. *Psychosomatic Medicine*, **38**, 300-314.

Cohen, S. & Hoberman, H. M. 1983 Positive events and social support as buffers of life change stress. *Journal of Applied Social Psychology*, **13**, 99-125.

Cohen, S. & Syme, S. L. 1985 Issues in the study and application of social support. In S. Cohen, S. L. Syme (Eds.), *social support and health*. London: Academic press. pp. 3-22.

Cohen, S. & Wills, T. A. 1985 Social support, stress and the buffering hypothesis. *Psychological Bulletin*, **98**, 310-357.

Cohen, S., Mermelstein, R., Kamarck, T., & Hoberman, H. 1985 Measureing the functional components of social support. In Sarason, I. G. & Sarson, B.R., (Eds.), Social Support: *Theory, Research, and Applications*. The Netherlands: Martinus Nijhoff. 73-94.

Costanza, R. S., Derlega, V. J., & Winstead, B. A. 1988 Positive and negative forms of social support: Effect of conversational topics on coping with stress among same-sex friends. *Journal of Experimental Social Psychology*, **24**, 182-193.

Dunkel-Schetter, C. & Bennett, T. L. 1990 Differentiating the cognitive and behavioral aspects of social support. Sarason, B. R., Sarason, I. G. & Pierce, G. R. (Eds.), *Social support: An interactional view*. New York: John Wiley & Sons. pp. 267-296.

Durkheim, E. 1897 *Le suicide: etude de sociologie, nouvelle edition, 3e trimestre*. Presses Universitaires de France. (E. デュルケーム著　宮島　喬訳　1985　自

殺論　中央公論社)

藤原珠江・狩野素朗　1993　ソーシャル・サポートの効果にかかわる性格要因の検討　九州大学教育学部紀要（教育心理学部門），38，2，51-59．

藤田　正　1975　問題解決過程の構えに及ぼすPM式監督類型の影響について　実験社会心理学研究，15，116-128．

福岡欣治　1999　友人関係におけるソーシャル・サポートの入手－提供の互恵性と感情状態－知覚されたサポートと実際のサポート授受の観点から－　静岡県立大学短期大学部研究紀要，13，57-70．

福岡欣治・内山伊知郎・中山健壽・安田英里佳・加藤宏美　1998　企業秘書におけるストレスとソーシャル・サポート－予備的検討－　静岡県立大学短期大学部研究紀要，12(1)，139-151．

福岡欣治　2001　職業ストレス　堀洋道（監）・吉田富二雄（編著）　心理測定尺度集Ⅱ　サイエンス社　pp.308-332．

福岡欣治　2006　ソーシャル・サポート研究の基礎と応用　谷口弘一・福岡欣治（編）対人関係と適応の心理学　北大路書房　pp.97-115．

福島県産業保健推進センター　2001　働く人のメンタルヘルス対策に関する調査．

福田一彦・小林重雄　1983　日本版自己評価式抑うつ性尺度（SDS）使用手引　三京房．

Goodman, S. H., Sewell, D. R., & Jampol, R. C. 1984 On going to the counselor: Contributions of life stress and social supports to the decision to seek psychological counseling. *Journal of Counseling Psychology*, 31, 306-313.

Gottlieb, B. H. 1981 Social networks and social support in community mental health. Gottlieb, B. H. (Ed.), *Social networks and social support*. Beverly Hills: Sage. pp. 11-42.

Grean, G., Novak, M. A., & Sommerkamp, P. 1982 The effects of leader member exchange and job design on productivity and satisfaction: Testing a dual attachment model. *Organizational Behavior and Human Performance*, 30, 109-131.

Grean, G. & Ginsburgh, S. 1997 Job resignation as a function of role orientation and leader acceptance: A longitudinal investigation of organizational assimilation. *Organizational Behavior and Human Performance*, 19, 1-17.

橋本　剛　2005　ストレスと対人関係　ナカニシヤ出版．

久田　満・丹羽郁夫　1986　ソーシャルサポートのストレス緩和効果　日本心理学会第50回大会発表論文集，729．

久田　満　1987　ソーシャル・サポート研究の動向と今後の課題　看護研究，29，170-179.

久田　満・千田茂博・箕口雅博　1989　学生用ソーシャル・サポート尺度作成の試み(1)　日本心理学会第30回大会発表論文集，143-144.

Hirsch, B. J. 1979 Psychological dimensions of social networks: A multi-method analysis. *American Journal of Community Psychology*, 7, 263-277.

Hirsch, B. J. 1980 Natural support systems and coping with major life change. *American Journal of Community Psychology*, 8, 159-172.

人見裕江・塚原貴子・宮原伸二　1997　高齢者のターミナルケアにおけるソーシャルサポートの現状と課題　川崎医療福祉学会誌，7，227-233.

Hobfoll, S. E. & London, P. 1986 The relationship of self-concept and social support to emotional distress among women during war. *Journal of Social and Clinical Psychology*, 4, 189-203.

Hobfoll, S. E., Shoham, S. B., & Ritter, C. 1991 Women's satisfaction with social support and their receipt of aid. *Journal of Personality and Social Psychology*, 61, 332-341.

House, J. S. 1981 *Work stress and social support*. Reading, Mass: Adison-Wesley.

堀　洋道（監）・吉田富二雄（編著）　2001　心理測定尺度集Ⅱ　サイエンス社.

堀　洋道（監）・松井　豊（編著）　2001　心理測定尺度集Ⅲ　サイエンス社.

今井保次・内山喜久夫・田上不二夫　1997　某事業所における，悩み，ソーシャルサポートと抑うつ・不安の関係に関する調査研究　産業カウンセリング研究，1，60-68.

稲葉昭英　1998　ソーシャル・サポートの理論モデル　松井　豊・浦　光博（編）対人行動学研究シリーズ7　人を支える心の科学　誠信書房　pp.152-175.

稲葉昭英・浦　光博・南　隆男　1988　"ソーシャルサポート"研究の活性化に向けて―若干の資料―　哲学，85，108-149.

石原明子・清水新二　2001　近年における自殺の動向研究―人口動態調査，人口動態職業，産業別統計より―　精神保健研究，47，87-98.

逸見武光（監）　1995　職場のメンタルヘルス―管理監督者のこころえ―　大蔵省印刷局.

Jou, Y. H. & Fukada, H. 1995 Effect of social support on adjustment of Chinese student in Japan. *Journal of Social Psychology*, 135, 39-49.

周　玉慧　1993a　在日中国系留学生用ソーシャル・サポート尺度作成の試み　社会

心理学研究, 8, 235-245.

周　玉慧　1993b　在日中国系留学生に対するソーシャル・サポートの次元—必要とするサポート，知覚されたサポート，実行されたサポートの間の関係—　社会心理学研究, 9, 105-113.

周　玉慧　1995　受け取ったサポートと適応に関する因果モデルの検討—在日中国人留学生を対象として—　心理学研究, 66, 33-40.

周　玉慧　2000　ソーシャル・サポート獲得方策リストの作成　心理学研究, 71, 234-240.

周　玉慧　2003　人を見てモノを言うか—サポート源に応じたサポート獲得方略の使用—　心理学研究, 73, 494-501.

周　玉慧・深田博己　1996　ソーシャル・サポートの互恵性が青年の心身の健康に及ぼす影響　心理学研究, 67, 33-41.

金井篤子　1993　働く女性のキャリア・ストレスに関する研究　社会心理学研究, 8, 21-32.

片受　靖・庄司一子　1996　勤労者のソーシャルサポートに関する研究Ⅰ　日本心理学会第60回大会発表論文集, 358.

片受　靖・庄司一子　2000a　勤労者のソーシャルサポートと精神的健康に関する研究　カウンセリング研究, 33, 205-210.

片受　靖・庄司一子　2000b　勤労者のソーシャルサポートの互恵性が精神的健康に与える影響　カウンセリング研究, 33, 249-255.

片受　靖・庄司一子　2003　ソーシャルサポートにおける欲求及び実行と満足感との関係—ある製造メーカー従業員を対象として　産業カウンセリング研究, 6, 1-10.

Kaufmann, G. M. & Beehr, T. A. 1986 Interactions between job stress and social support: Some counterintuitive result. *Journal of Applied Psychology*, 71, 522-526.

小牧一裕・田中國夫　1993　職場におけるソーシャルサポートの効果　関西学院大学社会学部紀要, 67, 57-67.

小牧一裕　1994　職務ストレッサーとメンタルヘルスへのソーシャルサポートの効果　健康心理学研究, 7(2), 2-10.

厚生労働省　2003　平成14年労働者健康状況調査.

Lakey, B. & Cassady, P. B. 1990 Cognitive processes in perceived social support. *Journal of Personality and Social Psychology*, 59, 337-343.

Langer, E. J., Blank, A., & Chanowitz, B. 1978 The mindlessness of ostensibly thoughtful action: The role of "placebic" information in interpersonal interaction. *Journal of Personality and Social Psychology*, 36, 635-642.

Larocco, J. M. & Jones, A. P. 1978 Coworker and leader support as moderators of stress-strain relationship in work situations. *Journal of Applied Psychology*, 63, 629-634.

Larocco, J. M., House, J. S., & French, J. R. P., Jr. 1980 Social support, occupational stress, and health. *Health and Social Behavior*, 21, 208-218.

Lazarus, R. S. & Folkman, S. 1984 *Stress, appraisal, and coping*. New York: Springer.

Marcelissen, F. H. G., Buunk, B., Winnubst, J. A. M., & Dewolff, C. J. 1988 Social support and occupational stress: A causal analysis, *Social Science and Medicine*, 26, 365-373.

三木明子　2006　病院におけるメンタルヘルス対策　日本産業衛生学会・産業精神衛生研究会（編）　職場のメンタルヘルス―実践的アプローチ―　中央労働災害防止協会　pp.230-235.

南　隆男・稲葉昭英・浦　光博　1988　"ソーシャルサポート"研究の活性化に向けて―若干の資料―　哲学，85，151-184.

箕口雅博・千田茂博・久田　満　1989　学生用ソーシャル・サポート尺度作成の試み(2)　日本社会心理学会第30回大会発表論文集，145-146.

三澤　仁・加藤　温　2006　勤労者の実態に向けて―総合病院精神科外来受診者の実態調査より―　精神科治療学，21(8)，891-895.

宮崎隆穂・小玉正博　2000　わが国のソーシャルサポート研究とその課題―カウンセリングにおける活用を目指して―　カウンセリング研究，33，95-102.

水野治久・石隈利紀　2004　わが国の子どもに対するソーシャルサポート研究の動向と課題―学校心理学の具体的展開のために―　カウンセリング研究，37，280-290.

森　和代・堀野　緑　1991　抑うつとソーシャルサポートとの関連に介在する達成動機の要因　教育心理学研究，39，308-315.

森　和代・堀野　泉　1992　児童のソーシャルサポートに関する一研究　教育心理学研究，40，402-410.

宗像　剛　1996　不安に対する対処の類型に関する研究―大学生の面接調査より―　日本心理臨床学会第15回発表論文集，332-333.

宗像恒治・仲尾唯治・藤田和夫・諏訪茂樹 1986 都市住民のストレスと精神的健康度 精神衛生研究, 32, 47-68.

中村陽吉 1976 対人関係の心理－攻撃か援助か 大日本図書.

野口裕二 1991 高齢者のソーシャルサポート：その概念と測定 社会老年学, 34, 37-48.

小田切優子・下光輝一 2006 職業性ストレスの評価－職業性ストレス簡易調査票の使い方 日本産業衛生学会・産業精神衛生研究会（編） 職場のメンタルヘルス－実践的アプローチ－ 中央労働災害防止協会 pp.122-128.

緒賀 聡 1991 大学生におけるソーシャル・サポートと精神的健康さに関する研究 カウンセリング研究, 24, 1-10.

岡安孝弘・嶋田洋徳・坂野雄二 1993 中学生におけるソーシャル・サポートの学校ストレス軽減効果 教育心理学研究, 41, 302-312.

尾見康博 2002 ソーシャルサポートの提供者と受領者の間の知覚の一致に関する研究－受領者が中学生で提供者が母親の場合－ 教育心理学研究, 50, 73-80.

大島正光・高田 昴・上田雅夫・河野友信（監）・青木和夫・長田久雄・児玉昌久・小杉正太郎・坂野雄二（編著） 2004 ストレススケールガイドブック 実務教育出版.

Power, M. J. 1988 Stress buffering effects of social support: A longitudinal study. *Motivation and Emotion*, 12, 197-204.

Power, M. J., Champion, L. A., & Aris, S. J. 1988 The development of a measure of social support: The significant others（SOS）scale. *British Journal of Clinical Psychology*, 27, 349-358.

Procidano, M. E. & Heller, K. 1983 Measures of perceived social support from friends and from family: The validation studies. *American Journal of Community Psychology*, 11, 1-24.

Repetti, R. L. 1989 Effects of daily workload on subsequent behavior during marital interaction: The roles of social withdrawal and spouse support. *Journal of Personality and Social Psychology*, 57, 651-659.

Rook, K. S. 1987 Reciprocity of social exchange and social satisfaction among older woman. *Journal of Personality and social Psychology*, 52, 145-154.

迫田裕子・田中宏二・淵上克義 2004 教師が認知する校長からのソーシャル・サポートに関する研究 教育心理学研究, 52, 448-457.

山藤奈穂子・武内 徹 2006 受診しない人のうつ症状は軽いのか？（その2）－会社

員のうつ症状と受診行動─　第3回日本うつ病学会総会抄録集，77.
Sarason, I. G., Levine, H., Bashaman, R., & Sarason, B. R. 1983 Assessing social support: The social support questionnaire. *Journal of Personality and Social Psychology*, **44**, 127-139.
Schaefer, C., Coyne, J. C., & Lazarus, R. S. 1981 The health-related functions of social support. *Journal of Behavioral Medicine*, **4**, 381-406.
千田茂博・箕口雅博・久田　満　1989　大学生におけるソーシャル・サポートに関する研究(2)　日本心理学会第53回大会発表論文集．
嶋　信宏　1990　大学生におけるソーシャルサポートのストレス緩和効果─ストレスとサポート源の多次元把握─　日本心理学会第31回大会発表論文集，52-53.
嶋　信宏　1991　大学生のソーシャルサポートネットワークの測定に関する一研究　教育心理学研究，**39**，440-447.
嶋　信宏　1996　ソーシャルサポート（日本児童研究所編　児童心理学の進歩　1996年版）金子書房　193-218.
島　悟・佐藤恵美　2004　職業人によくある病気・悩みとその対応　臨床心理学，**4**(1)，63-69.
島田　泉・高木　修　1995　援助要請行動の意思決定過程の分析　心理学研究，**66**，269-276.
清水秀美・今栄国晴　1981　STATE-TRAIT ANXIETY INVENTORY の日本語版（大学生用）の作成　教育心理学研究，**29**，215-221.
庄司一子　1999　親による子どもの感情認知と親子の相互作用の検討─I FEEL PICTURE TEST を用いて─　科学研究費補助金研究成果報告書，1-24.
Spielberger, C. D., Gorsuch, R. L., & Lushene. R. E. 1970 *Manual for State-Trait Anxiety Inventory (Self-Evaluation Question-naire)*. Palo Alto, California: Consulting Psychologists Press.
Stokes, J. P. & Wilson, D. G. 1984 The inventory of socially supportive behaviors: Dimensionality, prediction, and gender differences. *American Journal of Community Psychology*, **12**, 53-69.
Stoller, E. P. 1985 Exchange patterns in the informal support network of the elderly: The impact of reciprocity on morale. *Journal of Marriage and the Family*, **47**, 335-342.
Sykes, I. J. & Eden, D. 1985 Transitional stress, social support, and psychology strain. *Journal of Occupational Behavior*, **6**(4), 293-298.

高木　修　1991　向社会的行動における「自己」の機能　関西大学社会学部紀要，22，109-127．

田村修一・石隈利紀　2001　指導・援助サービス上の悩みにおける中学校教師の被援助志向性に関する研究―バーンアウトとの関連に焦点をあてて―　教育心理学研究，49，438-448．

田中宏二　1992　ストレスとソーシャル・サポート研究の現状　日本労働研究雑誌，394，45-55．

田中宏二　1997　ソーシャルサポート　日本健康心理学会（編）　健康心理学事典　実務教育出版　pp.191．

豊田秀樹　1992　SASによる共分散構造分析　東京大学出版会．

堤　明純・堤　要・折口秀樹・高木陽一・詫間衆三・萱場一則・五十嵐正鉱　1994　地域住民を対象とした認知的社会的支援尺度の開発　日本公衆衛生雑誌，41，965-974．

堤　明純・萱場一則・石川鎮清・刈屋七臣・松尾仁司・詫間衆三　2000　Jichi Medical Schoolソーシャルサポートスケール（JMS-SSS）：改訂と妥当性・信頼性の検討　日本公衆衛生雑誌，47，10，866-878．

上田博蔵　2002　厚生労働省指針に対応したメンタルヘルスケアの基礎　中央労働災害防止協会．

浦　光博　1992　セレクション社会心理学8　支えあう人と人―ソーシャル・サポートの社会心理学―　サイエンス社

浦　光博　1993　現代社会とソーシャル・サポート　心理学評論，36，340-372．

浦　光博　1999　ソーシャル・サポート　中島義明・安藤清志・子安増生・坂野雄二・繁桝算男・立花政夫・箱田祐司（編）　心理学事典　有斐閣　p.541．

和田　実　1992　大学新入生の心理的要因に及ぼすソーシャルサポートの影響　教育心理学研究，40，386-393．

渡辺直登　1986　組織ストレスの構造と従業員のメンタル・ヘルス―職場の人間関係の果たす役割について―　経営行動科学研究，1(2)，69-78．

渡辺弥生　1995　大学生のソーシャルサポートと社会的スキルに関する研究　静岡大学教育学部研究報告（人文・社会科学編），第45号，241-254．

Wethington, E. & Kessler, R. C. 1986 Perceived support, received support, and adjustment to stressful life events. *Journal of Health and Social Behavior*, 27, 78-89.

山本多喜司（代表）　1986　異文化環境への適応に関する環境心理学的研究，昭和60

年度科学研究費補助金研究成果報告書.

山下文代　1999　タイプA児童のストレス反応とソーシャル・サポートの影響　学校保健研究, 40, 562-570.

矢冨直美・新名理恵・坂田成揮　1990　ソーシャル・サポートのワーク・ストレス緩衝効果　第6回日本ストレス学会学術総会抄録集, 61.

矢冨直美・新名理恵・坂田成揮　1991　ソーシャル・サポートのワーク・ストレス緩衝効果　ストレスと人間科学, 6, 100-101.

財団法人　社会経済生産性本部　メンタル・ヘルス研究所　2006　『メンタルヘルスの取り組み』に関する企業アンケート調査結果.

Zajonc, R. B. 1968 Attitudinal effects of mere exposure. *Journal of Personality and Social Psychology, Monograph Supplement*, 9, 1-27.

Zung, W. W. K. 1965 A self-rating depression scale. *Archive of General Psychiatry*, 12, 63-70.

本書を構成する研究の発表状況

【審査論文】

（1）片受　靖・庄司一子　2000　勤労者のソーシャルサポートと精神的健康に関する研究　カウンセリング研究，33，205-210．

【研究5】

（2）片受　靖・庄司一子　2000　勤労者のソーシャルサポートの互恵性が精神的健康に与える影響　カウンセリング研究，33，249-255．

【研究6】

（3）片受　靖・庄司一子　2003　ソーシャルサポート量と対人関係能力，精神的健康の因果モデルの検討　カウンセリング研究，36，257-263．

【研究7，8】

（4）片受　靖・庄司一子　2003　ソーシャルサポートにおける欲求及び実行と満足感との関係―ある製造メーカー従業員を対象として　産業カウンセリング研究，6，1-10．

【研究2，3，4】

（5）片受　靖・庄司一子　2006　サポート場面の認知とソーシャルサポート及び精神的健康との関連　産業カウンセリング研究，8，25-35．

【研究9】

【学会発表】

（1）片受　靖・庄司一子　1996　勤労者のソーシャルサポートに関する研究Ⅰ　日本心理学会第60回大会発表論文集，358．

【研究2，3】

（2）片受　靖・庄司一子　1997　勤労者のソーシャルサポートに関する研究Ⅱ　日本カウンセリング学会第30回大会発表論文集，234-235．

【研究6】

（3）片受　靖・庄司一子　1999　ソーシャルサポート場面の認知に関する基礎的研究　日本カウンセリング学会第32回大会発表論文集，41-42.
【研究9】

謝　　辞

　本書は，2007年3月に筑波大学から博士（学術）の学位を授与された博士論文を，加筆修正したものです．私が関心を持っていたテーマを少しずつ実証し，発表してきた成果をこのような形でまとめることができ，大変光栄に存じます．

　博士論文の作成に当たり，いつもご丁寧なご指導をいただいた筑波大学教授の庄司一子先生に，心より感謝申し上げます．本論文に含まれる研究について，計画，実施，分析，学会誌への投稿について，全てに渡ってご親切にご指導いただきました．修士論文のご指導を庄司先生にお願いしご教授を賜ったことが，この論文の始まりだったと思います．その後，研究について多くのご示唆をいただき，博士論文の完成に至りました．庄司先生に深謝いたします．

　また，博士論文の完成に向けて，ご多忙の中多くのご指導，ご鞭撻をいただいた，東京福祉大学教授田上不二夫先生，筑波大学教授井田仁康先生，筑波大学教授武田文先生に厚くお礼を申し上げます．ありがとうございました．

　東京成徳大学教授の故杉原一昭先生には，論文執筆について折に触れて励ましの言葉をいただき，心の支えになりました．前筑波大学教授木村周先生には，修士論文をご指導いただき，また，研究会への出席を通して多くのことを教えていただきました．修士課程在学時には，担任として，筑波大学名誉教授堀洋道先生に研究の方法や学校生活について，厚い指導と多くのご示唆をいただきました．修士論文作成時は，筑波大学教授藤生英行先生に統計解析について夜遅くまで熱心なご教授をいただきました．この場を借りて感謝申し上げます．

　調査の実施にあたっては，目白大学教授庄司正実先生に大変お世話になり

ました．調査をさせていただいたこと，ご指導をいただいたこと等深く感謝しております．

　論文作成に関しては，筑波大学教授沢宮容子先生に多大なご尽力をいただきました．色々とご配慮を賜り，深謝しております．

　調査を実施するにあたり，ご協力いただきました多くの皆様にお礼を申し上げます．ありがとうございました．

　筑波大学人間総合科学研究科の庄司研究室の皆様には，審査会の準備等において，大変お世話になりました．ありがとうございました．

　さらに，本書の出版の機会を作っていただいた立正大学石橋湛山記念基金運営委員会委員の皆さま，本書の刊行を快くお引き受けいただきました風間書房の風間敬子社長，ならびに刊行にあたってお手数をおかけした風間書房の皆さまに，心よりお礼を申し上げます．

　上記の方々の他にも，本論文の作成にあたり，多くの方のご指導，ご支援，ご配慮をいただきました．お世話になった方，全てのお名前を記すことはできませんが，ここに感謝の意を表します．

　最後に，本論文の作成に関して応援，サポートしてくれた，家族，祖母，叔父，叔母にお礼を述べたいと思います．本当にありがとうございました．

2018年6月

片受　靖

付　　録

付録1：勤労者用ソーシャルサポート尺度作成のための予備調査票
　　　　（研究2で使用）

付録2：勤労者用ソーシャルサポート尺度の調査票
　　　　（研究3，4，5，6，7，8，9，10において使用）

付録3：フェイスシート，精神的健康度を測定する調査票，ソーシャルサポートの調査票，与えるサポートの調査票，調査対象者の属性についての質問票（研究6で使用）

付録4：サポートの認知に関する予備調査の質問票（研究9で使用）

付録5：サポートの認知に関する調査票，精神的健康度を測定する調査票，ソーシャルサポートの調査票，与えるサポートの調査票（研究9，10で使用）

付録1

あなたが職場の問題で困っている時や落ち込んでいる時などに，あなたの周りの人（同僚，友人，職場の上司，家族，その他の人など）は，あなたにどのようなことをしてくれますか？
次の質問ごとに，（1）そのようなことを実際にどのくらい受けているか，（2）最もしてくれる人は誰か，（3）そのことにどれくらい満足しているか，（4）本当はしてもらいたいと思っているか，についてそれぞれ一つずつ数字を選んで○印をつけて下さい．

		(1) 実際に 十分受けている / やや受けている / あまり受けていない / 全く受けていない	(2) 最もしてくれる人 上司 / 同僚・社内の友人・先輩 / 家族 / 社外の友人 / その他 / いない	(3) そのことに 十分満足している / やや満足している / あまり満足していない / 全く満足していない	(4) そういう事を本当は 非常にして欲しい / ややして欲しい / あまりして欲しくない / 全くして欲しくない
1	励ましてくれる	4 3 2 1	5 4 3 2 1 0	4 3 2 1	4 3 2 1
2	どうしたら良いか助言してくれる	4 3 2 1	5 4 3 2 1 0	4 3 2 1	4 3 2 1
3	一緒に遊びに出かけてくれる	4 3 2 1	5 4 3 2 1 0	4 3 2 1	4 3 2 1
4	相談に乗ってくれる	4 3 2 1	5 4 3 2 1 0	4 3 2 1	4 3 2 1
5	必要な情報を与えてくれる 4	4 3 2 1	5 4 3 2 1 0	4 3 2 1	4 3 2 1
6	問題解決方法についてアドバイスをくれる	4 3 2 1	5 4 3 2 1 0	4 3 2 1	4 3 2 1
7	気軽に雑談してくれる	4 3 2 1	5 4 3 2 1 0	4 3 2 1	4 3 2 1
8	決心がつかないときアドバイスをしてくれる	4 3 2 1	5 4 3 2 1 0	4 3 2 1	4 3 2 1
9	何か手伝ってくれる	4 3 2 1	5 4 3 2 1 0	4 3 2 1	4 3 2 1
10	カラオケやお酒を飲みに連れていってくれる	4 3 2 1	5 4 3 2 1 0	4 3 2 1	4 3 2 1
11	悩みやグチを聞いてくれる	4 3 2 1	5 4 3 2 1 0	4 3 2 1	4 3 2 1
12	一緒にいて楽しい時間を過ごしてくれる	4 3 2 1	5 4 3 2 1 0	4 3 2 1	4 3 2 1
13	あなたの問題に関心を持ってくれる	4 3 2 1	5 4 3 2 1 0	4 3 2 1	4 3 2 1
14	お金が必要となったとき貸してくれる	4 3 2 1	5 4 3 2 1 0	4 3 2 1	4 3 2 1
15	新しいことを学びたいとき教えてくれる	4 3 2 1	5 4 3 2 1 0	4 3 2 1	4 3 2 1
16	必要な物を貸してくれる	4 3 2 1	5 4 3 2 1 0	4 3 2 1	4 3 2 1
17	あなたの良いところをほめてくれる	4 3 2 1	5 4 3 2 1 0	4 3 2 1	4 3 2 1
18	間違いがあったとき指摘してくれる	4 3 2 1	5 4 3 2 1 0	4 3 2 1	4 3 2 1
19	あなたを理解してくれる	4 3 2 1	5 4 3 2 1 0	4 3 2 1	4 3 2 1
20	個人的な話を聞いてくれる	4 3 2 1	5 4 3 2 1 0	4 3 2 1	4 3 2 1
21	分からないことがあるとき教えてくれる	4 3 2 1	5 4 3 2 1 0	4 3 2 1	4 3 2 1
22	あなたを評価してくれる	4 3 2 1	5 4 3 2 1 0	4 3 2 1	4 3 2 1
23	本気で心配してくれる 4	4 3 2 1	5 4 3 2 1 0	4 3 2 1	4 3 2 1
24	あなたの失敗をカバーしてくれる	4 3 2 1	5 4 3 2 1 0	4 3 2 1	4 3 2 1
25	趣味の話ができる	4 3 2 1	5 4 3 2 1 0	4 3 2 1	4 3 2 1
26	気持ちを落ち着かせてくれる	4 3 2 1	5 4 3 2 1 0	4 3 2 1	4 3 2 1
27	あなたを信頼してくれる	4 3 2 1	5 4 3 2 1 0	4 3 2 1	4 3 2 1
28	落ち込んでいるとき慰めてくれる	4 3 2 1	5 4 3 2 1 0	4 3 2 1	4 3 2 1

付録2

あなたが職場の問題で困っている時や落ち込んでいる時などに，あなたの周りの人（同僚，友人，職場の上司，家族，その他の人など）は，あなたにどのようなことをしてくれますか？

次の質問ごとに，（1）そのようなことを実際にどのくらい受けているか，（2）最もしてくれる人は誰か，（3）そのことにどれくらい満足しているか，（4）本当はしてもらいたいと思っているか，についてそれぞれ一つずつ数字を選んで○印をつけて下さい．

		(1) 実際に 十分受けている／やや受けている／あまり受けていない／全く受けていない	(2) 最もしてくれる人 上司／同僚・社内の友人・先輩／家族／社外の友人／その他／いない	(3) そのことに 十分満足している／やや満足している／あまり満足していない／全く満足していない	(4) そういう事を本当は 非常にして欲しい／ややして欲しい／あまりして欲しくない／全くして欲しくない
1	励ましてくれる	4 3 2 1	5 4 3 2 1 0	4 3 2 1	4 3 2 1
2	どうしたら良いか助言してくれる	4 3 2 1	5 4 3 2 1 0	4 3 2 1	4 3 2 1
3	一緒に遊びに出かけてくれる	4 3 2 1	5 4 3 2 1 0	4 3 2 1	4 3 2 1
4	相談に乗ってくれる	4 3 2 1	5 4 3 2 1 0	4 3 2 1	4 3 2 1
5	必要な情報を与えてくれる	4 3 2 1	5 4 3 2 1 0	4 3 2 1	4 3 2 1
6	問題解決方法についてアドバイスをくれる	4 3 2 1	5 4 3 2 1 0	4 3 2 1	4 3 2 1
7	決心がつかないときアドバイスをしてくれる	4 3 2 1	5 4 3 2 1 0	4 3 2 1	4 3 2 1
8	何か手伝ってくれる	4 3 2 1	5 4 3 2 1 0	4 3 2 1	4 3 2 1
9	カラオケやお酒を飲みに連れていってくれる	4 3 2 1	5 4 3 2 1 0	4 3 2 1	4 3 2 1
10	悩みやグチを聞いてくれる	4 3 2 1	5 4 3 2 1 0	4 3 2 1	4 3 2 1
11	一緒にいて楽しい時間を過ごしてくれる	4 3 2 1	5 4 3 2 1 0	4 3 2 1	4 3 2 1
12	お金が必要となったとき貸してくれる	4 3 2 1	5 4 3 2 1 0	4 3 2 1	4 3 2 1
13	新しいことを学びたいとき教えてくれる	4 3 2 1	5 4 3 2 1 0	4 3 2 1	4 3 2 1
14	必要な物を貸してくれる	4 3 2 1	5 4 3 2 1 0	4 3 2 1	4 3 2 1
15	あなたの良いところをほめてくれる	4 3 2 1	5 4 3 2 1 0	4 3 2 1	4 3 2 1
16	間違いがあったとき指摘してくれる	4 3 2 1	5 4 3 2 1 0	4 3 2 1	4 3 2 1
17	あなたを理解してくれる	4 3 2 1	5 4 3 2 1 0	4 3 2 1	4 3 2 1
18	個人的な話を聞いてくれる	4 3 2 1	5 4 3 2 1 0	4 3 2 1	4 3 2 1
19	分からないことがあるとき教えてくれる	4 3 2 1	5 4 3 2 1 0	4 3 2 1	4 3 2 1
20	あなたを評価してくれる	4 3 2 1	5 4 3 2 1 0	4 3 2 1	4 3 2 1
21	本気で心配してくれる	4 3 2 1	5 4 3 2 1 0	4 3 2 1	4 3 2 1
22	あなたの失敗をカバーしてくれる	4 3 2 1	5 4 3 2 1 0	4 3 2 1	4 3 2 1
23	気持ちを落ち着かせてくれる	4 3 2 1	5 4 3 2 1 0	4 3 2 1	4 3 2 1
24	あなたを信頼してくれる	4 3 2 1	5 4 3 2 1 0	4 3 2 1	4 3 2 1

付録3

勤労者の精神的健康に関する調査

> この調査は，勤労者の皆さんの精神的健康についてお伺いするものです．集計は統計学的に処理し，個人にご迷惑をおかけすることはありませんので，できるだけありのままにお答え下さい．あまり深く考え込むと決められなくなりますので直感的に回答して下さい．回答し終わりましたら記入漏れがないかどうかもう一度ご確認をお願いします．結果を勤労者の精神的な不健康の防止に役立てたいと思っています．お忙しい中恐れ入りますが，ご協力をお願いいたします．
>
> 　　　　　　　　　　　筑波大学大学院教育研究科：木村周，庄司一子，片受靖
>
> 　お問い合わせがありましたら
> 〒112　東京都文京区大塚3-29-1　筑波大学大学院教育研究科　片受　宛
> までお願いします．

(I) ここ1ヶ月間，次のように感じることはどのくらいあるでしょうか？ 当てはまる番号に○をつけて下さい

		ない	時々	かなり	いつも
1	気分が沈んでゆううつである	1	2	3	4
2	朝方が一番気分がよい	1	2	3	4
3	泣きたくなったり，涙を流すことがある	1	2	3	4
4	よく眠れない	1	2	3	4
5	普通に食欲がある	1	2	3	4
6	性欲はある（異性に対する関心がある）	1	2	3	4
7	やせてきた	1	2	3	4
8	便秘している	1	2	3	4
9	動悸がする	1	2	3	4
10	なんとなく疲れる	1	2	3	4
11	気持ちはさっぱりしている	1	2	3	4
12	いつもと同じように仕事ができる	1	2	3	4
13	落ち着かずじっとしていられない	1	2	3	4
14	将来に希望がある	1	2	3	4
15	このごろイライラする	1	2	3	4
16	たやすく決断できる	1	2	3	4
17	自分を役に立つ有能な人間だと思える	1	2	3	4
18	毎日の生活は充実している	1	2	3	4
19	自分が死んだ方が他の人に迷惑をかけなくてよいと思う	1	2	3	4
20	日頃のことに満足している	1	2	3	4
21	気持ちが落ち着いている	1	2	3	4
22	安心感がある	1	2	3	4
23	緊張している	1	2	3	4
24	くよくよしている	1	2	3	4
25	気楽な気分である	1	2	3	4
26	気が転倒している	1	2	3	4
27	何か悪いことが起こりはしないかと心配だ	1	2	3	4
28	ホッと心休まる感じがする	1	2	3	4
29	何か不安な感じだ	1	2	3	4
30	居心地のよい感じがある	1	2	3	4
31	自信がある	1	2	3	4
32	神経質になっている	1	2	3	4
33	気持ちが落ち着かずじっとしておれない	1	2	3	4
34	ピリピリと気持ちが張りつめている	1	2	3	4
35	くつろいでいる	1	2	3	4
36	満ち足りている	1	2	3	4
37	心の悩みがある	1	2	3	4
38	興奮しすぎて気持ちが落ち着かない	1	2	3	4
39	何かうれしい気分だ	1	2	3	4
40	快適な気分である	1	2	3	4

(Ⅱ) あなたが職場の問題で困っている時や落ち込んでいる時などに，あなたの周りの人（同僚，友人，職場の上司，家族，その他の人など）は，あなたにどのようなことをしてくれますか？

次の質問ごとに，（1）そのようなことを実際にどのくらい受けているか，（2）最もしてくれる人は誰か，（3）そのことにどれくらい満足しているか，（4）本当はしてもらいたいと思っているか，について**それぞれ一つずつ数字を選んで○印をつけて下さい**．

		(1) 実際に 十分受けている / やや受けている / あまり受けていない / 全く受けていない	(2) 最もしてくれる人 上司 / 同僚・社内の友人・先輩 / 家族 / 社外の友人 / その他 / いない	(3) そのことに 十分満足している / やや満足している / あまり満足していない / 全く満足していない	(4) そういう事を本当は 非常にして欲しい / ややして欲しい / あまりして欲しくない / 全くして欲しくない
1	励ましてくれる	4 3 2 1	5 4 3 2 1 0	4 3 2 1	4 3 2 1
2	どうしたら良いか助言してくれる	4 3 2 1	5 4 3 2 1 0	4 3 2 1	4 3 2 1
3	一緒に遊びに出かけてくれる	4 3 2 1	5 4 3 2 1 0	4 3 2 1	4 3 2 1
4	相談に乗ってくれる	4 3 2 1	5 4 3 2 1 0	4 3 2 1	4 3 2 1
5	必要な情報を与えてくれる	4 3 2 1	5 4 3 2 1 0	4 3 2 1	4 3 2 1
6	問題解決方法についてアドバイスをくれる	4 3 2 1	5 4 3 2 1 0	4 3 2 1	4 3 2 1
7	決心がつかないときアドバイスをしてくれる	4 3 2 1	5 4 3 2 1 0	4 3 2 1	4 3 2 1
8	何か手伝ってくれる	4 3 2 1	5 4 3 2 1 0	4 3 2 1	4 3 2 1
9	カラオケやお酒を飲みに連れていってくれる	4 3 2 1	5 4 3 2 1 0	4 3 2 1	4 3 2 1
10	悩みやグチを聞いてくれる	4 3 2 1	5 4 3 2 1 0	4 3 2 1	4 3 2 1
11	一緒にいて楽しい時間を過ごしてくれる	4 3 2 1	5 4 3 2 1 0	4 3 2 1	4 3 2 1
12	お金が必要となったとき貸してくれる	4 3 2 1	5 4 3 2 1 0	4 3 2 1	4 3 2 1
13	新しいことを学びたいとき教えてくれる	4 3 2 1	5 4 3 2 1 0	4 3 2 1	4 3 2 1
14	必要な物を貸してくれる	4 3 2 1	5 4 3 2 1 0	4 3 2 1	4 3 2 1
15	あなたの良いところをほめてくれる	4 3 2 1	5 4 3 2 1 0	4 3 2 1	4 3 2 1
16	間違いがあったとき指摘してくれる	4 3 2 1	5 4 3 2 1 0	4 3 2 1	4 3 2 1
17	あなたを理解してくれる	4 3 2 1	5 4 3 2 1 0	4 3 2 1	4 3 2 1
18	個人的な話を聞いてくれる	4 3 2 1	5 4 3 2 1 0	4 3 2 1	4 3 2 1
19	分からないことがあるとき教えてくれる	4 3 2 1	5 4 3 2 1 0	4 3 2 1	4 3 2 1
20	あなたを評価してくれる	4 3 2 1	5 4 3 2 1 0	4 3 2 1	4 3 2 1
21	本気で心配してくれる	4 3 2 1	5 4 3 2 1 0	4 3 2 1	4 3 2 1
22	あなたの失敗をカバーしてくれる	4 3 2 1	5 4 3 2 1 0	4 3 2 1	4 3 2 1
23	気持ちを落ち着かせてくれる	4 3 2 1	5 4 3 2 1 0	4 3 2 1	4 3 2 1
24	あなたを信頼してくれる	4 3 2 1	5 4 3 2 1 0	4 3 2 1	4 3 2 1

(Ⅲ) 職場の問題で困っている人や落ち込んでいる人がいるとき，あなたはその人にどのようなことをしてあげますか？次の質問ごとに，そのようなことを実際にどのくらいしているか，1つ数字を選んで○印をつけて下さい．

		そういう事を非常にしている	ややしている	あまりしていない	全くしていない
1	励ましてあげる	4	3	2	1
2	どうしたら良いか助言してあげる	4	3	2	1
3	一緒に遊びに出かけてあげる	4	3	2	1
4	相談に乗ってあげる	4	3	2	1
5	必要な情報を与えてあげる	4	3	2	1
6	問題解決方法についてアドバイスをしてあげる	4	3	2	1
7	決心がつかないときアドバイスをしてあげる	4	3	2	1
8	何か手伝ってあげる	4	3	2	1
9	カラオケやお酒を飲みに連れていってあげる	4	3	2	1
10	悩みやグチを聞いてあげる	4	3	2	1
11	一緒にいて楽しい時間を過ごしてあげる	4	3	2	1
12	お金が必要となったとき貸してあげる	4	3	2	1
13	新しいことを学びたいとき教えてあげる	4	3	2	1
14	必要な物を貸してあげる	4	3	2	1
15	良いところをほめてあげる	4	3	2	1
16	間違いがあったとき指摘してあげる	4	3	2	1
17	相手を理解してあげる	4	3	2	1
18	個人的な話を聞いてあげる	4	3	2	1
19	分からないことがあるとき教えてあげる	4	3	2	1
20	相手を評価してあげる	4	3	2	1
21	本気で心配してあげる	4	3	2	1
22	失敗をカバーしてあげる	4	3	2	1
23	気持ちを落ち着かせてあげる	4	3	2	1
24	相手を信頼してあげる	4	3	2	1

(Ⅳ) あなたご自身のことについてお伺いします．以下の各欄について該当する番号に○印または，必要事項の記入をお願いいたします．

1　性別　　　　　1．男性　2．女性
2　年齢　　　　　（　　　）歳（記入日現在でお願いします）
3　勤続年数　　　（　　　）年（記入日現在でお願いします）
4　職種　　　　　1．製造　　　2．営業　　3．事務　　4．その他（　　　　）
5　役職　　　　　1．管理職　　2．係長　　3．主任　　4．その他

これでこの調査は終了です．
長い時間ご協力をどうもありがとうございました．

付録4

性別　男・女　　年齢____歳　　職種_____

これは，"ある場面"を表している写真の選択についてお伺いするものです．12枚の写真を見て，以下の質問に答えて下さい．

1　"上司（先生）が部下（学生）のことを心配している場面"を撮影した写真はどれでしょうか．当てはまると思われる写真を全て選んで○印をつけて下さい．選んだ写真が複数ある場合には最もよくその場面を表していると思われる写真に◎をつけて下さい．

　　　　　　　　　　1　2　3　4　5　6　7　8　9　10　11　12

2　"同僚（友人）が相手の気持ちを落ち着かせている場面"を撮影した写真はどれでしょうか．当てはまると思われる写真を全て選んで○印をつけて下さい．選んだ写真が複数ある場合には最もよくその場面を表していると思われる写真に◎をつけて下さい．

　　　　　　　　　　1　2　3　4　5　6　7　8　9　10　11　12

3　"上司（先生）が相談にのっている場面"を撮影した写真はどれでしょうか．当てはまると思われる写真を全て選んで○印をつけて下さい．選んだ写真が複数ある場合には最もよくその場面を表していると思われる写真に◎をつけて下さい．

　　　　　　　　　　1　2　3　4　5　6　7　8　9　10　11　12

4　"同僚（友人）が問題の解決方法についてアドバイスをしている場面"を撮影した写真はどれでしょうか．当てはまると思われる写真を全て選んで○印をつけて下さい．選んだ写真が複数ある場合には最もよくその場面を表していると思われる写真に◎をつけて下さい．

　　　　　　　　　　1　2　3　4　5　6　7　8　9　10　11　12

5　"同僚（友人）が新しく学びたいことを教えている場面"を撮影した写真はどれでしょうか．当てはまると思われる写真を全て選んで○印をつけて下さい．選んだ写真が複数ある場合には最もよくその場面を表していると思われる写真に◎をつけて下さい．

　　　　　　　　　　1　2　3　4　5　6　7　8　9　10　11　12

6　"同僚（友人）が仕事を手伝っている場面"を撮影した写真はどれでしょうか．当てはまると思われる写真を全て選んで○印をつけて下さい．選んだ写真が複数ある場合には最もよくその場面を表していると思われる写真に◎をつけて下さい．

　　　　　　　　　　1　2　3　4　5　6　7　8　9　10　11　12

7　"同僚（友人）と一緒にいて楽しい時間を過ごしている場面"を撮影した写真はどれでしょうか．当てはまると思われる写真を全て選んで○印をつけて下さい．選んだ写真が複数ある場合には最もよくその場面を表していると思われる写真に◎をつけて下さい．

　　　　　　　　　　1　2　3　4　5　6　7　8　9　10　11　12

8　"同僚（友人）がカラオケに連れていった場面"を撮影した写真はどれでしょうか．当てはまると思われる写真を全て選んで○印をつけて下さい．選んだ写真が複数ある場合には最もよくその場面を表していると思われる写真に◎をつけて下さい．

　　　　　　　　　　1　2　3　4　5　6　7　8　9　10　11　12

ご協力をどうもありがとうございました．

付録5

＊（他者場面，自己場面の順の質問票）

学籍番号　　　　　　　

（Ⅰ）これから順に8枚の写真を提示します．それぞれの写真の場面ごとに，"あなたがこの場面を見たとき"また"もし，写真の中の人物があなただったら"どのくらい援助を受けていると感じるか，**それぞれ1つずつ数字を選んで○印をつけて下さい．**

	援助を受けていると非常にそう思う	ややそう思う	あまりそう思わない	全くそう思わない

写真1　上司（先生）が部下（学生）のことを心配して相手の肩を叩いている場面です．
　　　　1　あなたはこの場面を見たとき　　　　　　　　　　　　　4　　3　　2　　1
　　　　2　もし，白い服を着ている女性があなただったら　　　　　4　　3　　2　　1

写真2　同僚（友人）が相手の気持ちを落ち着かせている場面です．
　　　　1　あなたはこの場面を見たとき　　　　　　　　　　　　　4　　3　　2　　1
　　　　2　もし，真ん中にいる男性があなただったら　　　　　　　4　　3　　2　　1

写真3　上司（先生）が相談にのっている場面です．
　　　　1　あなたはこの場面を見たとき　　　　　　　　　　　　　4　　3　　2　　1
　　　　2　もし，左側の女性があなただったら　　　　　　　　　　4　　3　　2　　1

写真4　同僚（友人）が問題の解決方法について図表を指し示しながらアドバイスをしている場面です．
　　　　1　あなたはこの場面を見たとき　　　　　　　　　　　　　4　　3　　2　　1
　　　　2　もし，右側の男性があなただったら　　　　　　　　　　4　　3　　2　　1

写真5　同僚（友人）が新しくパソコンを学びたいときに教えている場面です．
　　　　1　あなたはこの場面を見たとき　　　　　　　　　　　　　4　　3　　2　　1
　　　　2　もし，左側の女性があなただったら　　　　　　　　　　4　　3　　2　　1

写真6　同僚（友人）が物を運ぶのを手伝っている場面です．
　　　　1　あなたはこの場面を見たとき　　　　　　　　　　　　　4　　3　　2　　1
　　　　2　もし，左側の男性があなただったら　　　　　　　　　　4　　3　　2　　1

写真7　同僚（友人）と一緒にいて楽しい時間を過ごしている場面です．
　　　　1　あなたはこの場面を見たとき　　　　　　　　　　　　　4　　3　　2　　1
　　　　2　もし，右側の女性があなただったら　　　　　　　　　　4　　3　　2　　1

写真8　同僚（友人）がカラオケに連れていった場面です．
　　　　1　あなたはこの場面を見たとき　　　　　　　　　　　　　4　　3　　2　　1
　　　　2　もし，真ん中のマイクを握っている男性があなただったら　4　　3　　2　　1

＊（自己場面，他者場面の順の質問票）

学籍番号　＿＿＿＿＿＿＿＿＿＿

（Ⅰ）これから順に8枚の写真を提示します。それぞれの写真の場面ごとに，"あなたがこの場面を見たとき"また"もし，写真の中の人物があなただったら"どのくらい援助を受けていると感じるか，**それぞれ1つずつ数字を選んで〇印をつけて下さい。**

	援助を受けていると非常にそう思う	ややそう思う	あまりそう思わない	全くそう思わない

写真1　上司（先生）が部下（学生）のことを心配して相手の肩を叩いている場面です。
　　　1　あなたはこの場面を見たとき　　　　　　　　　4　　3　　2　　1
　　　2　もし，白い服を着ている女性があなただったら　4　　3　　2　　1

写真2　同僚（友人）が相手の気持ちを落ち着かせている場面です。
　　　1　あなたはこの場面を見たとき　　　　　　　　　4　　3　　2　　1
　　　2　もし，真ん中にいる男性があなただったら　　　4　　3　　2　　1

写真3　上司（先生）が相談にのっている場面です。
　　　1　あなたはこの場面を見たとき　　　　　　　　　4　　3　　2　　1
　　　2　もし，左側の女性があなただったら　　　　　　4　　3　　2　　1

写真4　同僚（友人）が問題の解決方法について図表を指し示しながらアドバイスをしている場面です。
　　　1　あなたはこの場面を見たとき　　　　　　　　　4　　3　　2　　1
　　　2　もし，右側の男性があなただったら　　　　　　4　　3　　2　　1

写真5　同僚（友人）が新しくパソコンを学びたいときに教えている場面です。
　　　1　あなたはこの場面を見たとき　　　　　　　　　4　　3　　2　　1
　　　2　もし，左側の女性があなただったら　　　　　　4　　3　　2　　1

写真6　同僚（友人）が物を運ぶのを手伝っている場面です。
　　　1　あなたはこの場面を見たとき　　　　　　　　　4　　3　　2　　1
　　　2　もし，左側の男性があなただったら　　　　　　4　　3　　2　　1

写真7　同僚（友人）と一緒にいて楽しい時間を過ごしている場面です。
　　　1　あなたはこの場面を見たとき　　　　　　　　　4　　3　　2　　1
　　　2　もし，右側の女性があなただったら　　　　　　4　　3　　2　　1

写真8　同僚（友人）がカラオケに連れていった場面です。
　　　1　あなたはこの場面を見たとき　　　　　　　　　4　　3　　2　　1
　　　2　もし，真ん中のマイクを握っている男性があなただったら　4　　3　　2　　1

(Ⅱ) ここ1ヶ月間，次のように感じることはどのくらいあるでしょうか？ 当てはまる番号を1つ選んで○印をつけて下さい

		ない	時々	かなり	いつも
1	気分が沈んでゆううつである	1	2	3	4
2	朝方が一番気分がよい	1	2	3	4
3	泣きたくなったり，涙を流すことがある	1	2	3	4
4	よく眠れない	1	2	3	4
5	普通に食欲がある	1	2	3	4
6	性欲はある（異性に対する関心がある）	1	2	3	4
7	やせてきた	1	2	3	4
8	便秘している	1	2	3	4
9	動悸がする	1	2	3	4
10	なんとなく疲れる	1	2	3	4
11	気持ちはさっぱりしている	1	2	3	4
12	いつもと同じように仕事ができる	1	2	3	4
13	落ちかずじっとしていられない	1	2	3	4
14	将来に希望がある	1	2	3	4
15	このごろイライラする	1	2	3	4
16	たやすく決断できる	1	2	3	4
17	自分を役に立つ有能な人間だと思える	1	2	3	4
18	毎日の生活は充実している	1	2	3	4
19	自分が死んだ方が他の人に迷惑をかけなくてよいと思う	1	2	3	4
20	日頃のことに満足している	1	2	3	4
21	気持ちが落ち着いている	1	2	3	4
22	安心感がある	1	2	3	4
23	緊張している	1	2	3	4
24	くよくよしている	1	2	3	4
25	気楽な気分である	1	2	3	4
26	気が転倒している	1	2	3	4
27	何か悪いことが起こりはしないかと心配だ	1	2	3	4
28	ホッと心休まる感じがする	1	2	3	4
29	何か不安な感じだ	1	2	3	4
30	居心地のよい感じがある	1	2	3	4
31	自信がある	1	2	3	4
32	神経質になっている	1	2	3	4
33	気持ちが落ち着かずじっとしておれない	1	2	3	4
34	ピリピリと気持ちが張りつめている	1	2	3	4
35	くつろいでいる	1	2	3	4
36	満ち足りている	1	2	3	4
37	心の悩みがある	1	2	3	4
38	興奮しすぎて気持ちが落ち着かない	1	2	3	4
39	何かうれしい気分だ	1	2	3	4
40	快適な気分である	1	2	3	4

（Ⅲ） あなたが職場（日常生活）の問題で困っている時や落ち込んでいる時などに，あなたの周りの人（同僚，友人，職場の上司，先生，家族，その他の人など）は，あなたにどのようなことをしてくれますか？
　次の質問ごとに，（1）そのようなことを実際にどのくらい受けているか，（2）最もしてくれる人は誰か，（3）そのことにどれくらい満足しているか，（4）本当はしてもらいたいと思っているか，についてそれぞれ**1つずつ数字を**選んで○印をつけて下さい．

		(1) 実際にどのくらい受けているか 4 十分受けている　3 やや受けている　2 あまり受けていない　1 全く受けていない	(2) 最もしてくれる人 5 上司・先生　4 同僚・社内の友人・先輩　3 家族　2 社外・学校外の友人　1 学校の友人　0 その他　いない	(3) そのことにどれくらい満足しているか 4 十分満足している　3 やや満足している　2 あまり満足していない　1 全く満足していない	(4) そういう事を本当はしてもらいたいか 4 非常にして欲しい　3 ややして欲しい　2 あまりして欲しくない　1 全くして欲しくない
1	励ましてくれる	4 3 2 1	5 4 3 2 1 0	4 3 2 1	4 3 2 1
2	どうしたら良いか助言してくれる	4 3 2 1	5 4 3 2 1 0	4 3 2 1	4 3 2 1
3	一緒に遊びに出かけてくれる	4 3 2 1	5 4 3 2 1 0	4 3 2 1	4 3 2 1
4	相談に乗ってくれる	4 3 2 1	5 4 3 2 1 0	4 3 2 1	4 3 2 1
5	必要な情報を与えてくれる	4 3 2 1	5 4 3 2 1 0	4 3 2 1	4 3 2 1
6	問題解決方法についてアドバイスをくれる	4 3 2 1	5 4 3 2 1 0	4 3 2 1	4 3 2 1
7	決心がつかないときアドバイスをしてくれる	4 3 2 1	5 4 3 2 1 0	4 3 2 1	4 3 2 1
8	何か手伝ってくれる	4 3 2 1	5 4 3 2 1 0	4 3 2 1	4 3 2 1
9	カラオケやお酒を飲みに連れていってくれる	4 3 2 1	5 4 3 2 1 0	4 3 2 1	4 3 2 1
10	悩みやグチを聞いてくれる	4 3 2 1	5 4 3 2 1 0	4 3 2 1	4 3 2 1
11	一緒にいて楽しい時間を過ごしてくれる	4 3 2 1	5 4 3 2 1 0	4 3 2 1	4 3 2 1
12	お金が必要となったとき貸してくれる	4 3 2 1	5 4 3 2 1 0	4 3 2 1	4 3 2 1
13	新しいことを学びたいとき教えてくれる	4 3 2 1	5 4 3 2 1 0	4 3 2 1	4 3 2 1
14	必要な物を貸してくれる	4 3 2 1	5 4 3 2 1 0	4 3 2 1	4 3 2 1
15	あなたの良いところをほめてくれる	4 3 2 1	5 4 3 2 1 0	4 3 2 1	4 3 2 1
16	間違いがあったとき指摘してくれる	4 3 2 1	5 4 3 2 1 0	4 3 2 1	4 3 2 1
17	あなたを理解してくれる	4 3 2 1	5 4 3 2 1 0	4 3 2 1	4 3 2 1
18	個人的な話を聞いてくれる	4 3 2 1	5 4 3 2 1 0	4 3 2 1	4 3 2 1
19	分からないことがあるとき教えてくれる	4 3 2 1	5 4 3 2 1 0	4 3 2 1	4 3 2 1
20	あなたを評価してくれる	4 3 2 1	5 4 3 2 1 0	4 3 2 1	4 3 2 1
21	本気で心配してくれる	4 3 2 1	5 4 3 2 1 0	4 3 2 1	4 3 2 1
22	あなたの失敗をカバーしてくれる	4 3 2 1	5 4 3 2 1 0	4 3 2 1	4 3 2 1
23	気持ちを落ち着かせてくれる	4 3 2 1	5 4 3 2 1 0	4 3 2 1	4 3 2 1
24	あなたを信頼してくれる	4 3 2 1	5 4 3 2 1 0	4 3 2 1	4 3 2 1

(Ⅳ) 職場（日常生活）の問題で困っている人や落ち込んでいる人がいるとき，あなたはその人にどのようなことをしてあげますか？　次の質問ごとに，そのようなことを実際にどのくらいしているか，**1つ数字を選んで**○印をつけて下さい．

	そういう事を非常にしている	ややしている	あまりしていない	全くしていない
1　励ましてあげる	4	3	2	1
2　どうしたら良いか助言してあげる	4	3	2	1
3　一緒に遊びに出かけてあげる	4	3	2	1
4　相談に乗ってあげる	4	3	2	1
5　必要な情報を与えてあげる	4	3	2	1
6　問題解決方法についてアドバイスをしてあげる	4	3	2	1
7　決心がつかないときアドバイスをしてあげる	4	3	2	1
8　何か手伝ってあげる	4	3	2	1
9　カラオケやお酒を飲みに連れていってあげる	4	3	2	1
10　悩みやグチを聞いてあげる	4	3	2	1
11　一緒にいて楽しい時間を過ごしてあげる	4	3	2	1
12　お金が必要となったとき貸してあげる	4	3	2	1
13　新しいことを学びたいとき教えてあげる	4	3	2	1
14　必要な物を貸してあげる	4	3	2	1
15　良いところをほめてあげる	4	3	2	1
16　間違いがあったとき指摘してあげる	4	3	2	1
17　相手を理解してあげる	4	3	2	1
18　個人的な話を聞いてあげる	4	3	2	1
19　分からないことがあるとき教えてあげる	4	3	2	1
20　相手を評価してあげる	4	3	2	1
21　本気で心配してあげる	4	3	2	1
22　失敗をカバーしてあげる	4	3	2	1
23　気持ちを落ち着かせてあげる	4	3	2	1
24　相手を信頼してあげる	4	3	2	1

著者略歴

片受　靖（かたうけ　やすし）

1966年	東京都生まれ
1990年	帝京大学文学部教育学科卒業
1990年	警視庁心理技術職（警視庁健康管理本部にて職員のカウンセリング，職場のメンタルヘルスに関する仕事に従事）
1992年	警視庁警察学校講師
1992年	警視庁警察学校初任科学生カウンセラー
1996年	筑波大学大学院修士課程教育研究科修了
2007年	博士（学術）取得　筑波大学
2008年～	立正大学心理学部准教授　臨床心理士　精神保健福祉士　一級キャリアコンサルティング技能士

勤労者のソーシャルサポートと精神的健康に関する研究

2018年10月15日　初版第1刷発行

著　者　　片受　　靖

発行者　　風　間　敬　子

発行所　　株式会社　風　間　書　房

〒101-0051　東京都千代田区神田神保町 1-34
電話 03(3291)5729　FAX 03(3291)5757
振替 00110-5-1853

印刷　太平印刷社　　製本　高地製本所

©2018　Yasushi Katauke　　　　　NDC 分類：140
ISBN978-4-7599-2240-0　Printed in Japan

JCOPY〈(社)出版者著作権管理機構　委託出版物〉

本書の無断複製は，著作権法上での例外を除き禁じられています。複製される場合はそのつど事前に(社)出版者著作権管理機構（電話 03-3513-6969, FAX 03-3513-6979, e-mail: info@jcopy.or.jp）の許諾を得てください。